Krankenpflege

in

Gefäßchirurgie

Der vollständige Leitfaden

ALEXANDRE CAREWELL

Inhaltsverzeichnis

« *Gefäßchirurgie: Die Kunst, die Autobahnen des Körpers zu reparieren und gleichzeitig Blutstaus zu vermeiden !* »

Kapitel 1:
EINFÜHRUNG
ZUR GEFÄßCHIRURGIE

Geschichte und Entwicklung
der Gefäßchirurgie

Die Gefäßchirurgie, dieses faszinierende medizinische Fachgebiet, das sich auf die Blutgefäße des Körpers konzentriert, hat eine reiche Geschichte, in der sich die ständige Weiterentwicklung der Medizin widerspiegelt. In ihre Vergangenheit einzutauchen bedeutet eine Reise durch die Epochen, von den ersten primitiven Einschnitten bis hin zu den fortgeschrittenen chirurgischen Techniken, die wir heute kennen.

Die Geschichte der Gefäßchirurgie reicht bis in die Antike zurück. So hatten beispielsweise die alten Ägypter bereits Gefäßerkrankungen erkannt und in ihren medizinischen Papyri dokumentiert. Hippokrates, dem Vater der modernen Medizin, werden jedoch häufig die ersten Beschreibungen von Thrombose und Embolie im fünften Jahrhundert v. Chr. zugeschrieben.

Im Laufe der Jahrhunderte traten immer mehr Symbolfiguren hervor, die einen unauslöschlichen Eindruck in der Welt der Gefäßchirurgie hinterließen. Ein prominentes Beispiel ist Ambroise Paré, ein französischer Chirurg aus dem 16. Jahrhundert, der von den traditionellen Methoden abwich und innovative chirurgische Techniken zur Behandlung traumatischer Gefäßverletzungen einführte.

Jahrhundert, mit dem Aufkommen der Anästhesie und der Verbesserung der chirurgischen Technik, erlebte die Gefäßchirurgie jedoch einen bedeutenden Aufschwung. Die

Chirurgen begannen, neue Techniken zu erforschen, um Zugang zu den tiefen Gefäßen zu erhalten und verschiedene Gefäßerkrankungen zu behandeln. Die Erfindung des Mikroskops beispielsweise revolutionierte die Gefäßmikrochirurgie und ermöglichte präzise Nähte bei kleinen Gefäßen.

Das 20. Jahrhundert war von rasanten technologischen Fortschritten geprägt. Die Einführung der Angiographie ermöglichte eine genaue Darstellung der Gefäße und ebnete den Weg für gezieltere Eingriffe. Darüber hinaus hat die endovaskuläre Chirurgie, eine weniger invasive Methode, bei der bildgesteuerte Katheter zur Behandlung von Gefäßerkrankungen eingesetzt werden, das Fachgebiet verändert.

Heute, an der Schwelle zum 21. Jahrhundert, erfindet sich die Gefäßchirurgie weiterhin neu. Der Einsatz von Robotik, 3D-Druck und künstlicher Intelligenz verspricht, die Grenzen dessen, was Chirurgen erreichen können, noch weiter zu verschieben. Während wir in die Zukunft blicken, ist es von entscheidender Bedeutung, sich an unsere reiche Vergangenheit zu erinnern, denn wenn wir verstehen, woher wir kommen, können wir am besten planen, wohin wir gehen.
Diese Reise durch die Zeit zeigt, dass die Gefäßchirurgie schon immer an der Spitze der medizinischen Innovation stand. Jede Epoche brachte ihre Herausforderungen und Lösungen mit sich und formte so ein Fachgebiet, das sich auch heute noch weiterentwickelt und das Leben von Patienten auf der ganzen Welt verbessert.

Bedeutung der Gefäßchirurgie in der modernen Medizin

Im Herzen des menschlichen Körpers befindet sich ein komplexes Netz von Blutgefäßen, das für die Zirkulation des Blutes und damit für die Versorgung jedes Organs und Gewebes mit Sauerstoff und Nährstoffen sorgt. Dieses lebensnotwendige Gefäßsystem ist jedoch auch anfällig für eine Vielzahl von Erkrankungen, die die Gesundheit eines Menschen ernsthaft gefährden können. Hier liegt die grundlegende Bedeutung der Gefäßchirurgie in der modernen Medizin.

Die Gefäßchirurgie als Spezialdisziplin befasst sich mit der Behandlung von Erkrankungen der Blutgefäße, mit Ausnahme der Blutgefäße des Herzens und des Gehirns. Die von dieser Fachrichtung behandelten Erkrankungen sind vielfältig und können angeboren, degenerativ, entzündlich oder sogar traumatisch bedingt sein. Die Folgen dieser Erkrankungen können so harmlos wie eine einfache Krampfader oder so lebensbedrohlich wie ein geplatztes Aortenaneurysma sein.

In der modernen Medizin hat die Behandlung dieser Krankheiten große Auswirkungen auf die öffentliche Gesundheit. Beispielsweise ist Atherosklerose, eine degenerative Erkrankung der Arterien, weltweit eine Hauptursache für Morbidität und Mortalität und führt zu schweren Zuständen wie Schlaganfällen, Herzinfarkten und Amputationen von Gliedmaßen. Gefäßinterventionen können nicht nur Leben retten, sondern auch die Lebensqualität verbessern, indem sie Schmerzen reduzieren, die Mobilität verbessern oder schwere Komplikationen verhindern.

Die Bedeutung der Gefäßchirurgie erstreckt sich auch über die Behandlung von Krankheiten hinaus. In der Welt der

Organtransplantation beispielsweise ist die Beherrschung der Gefäßtechniken für die Entnahme und Transplantation von Organen von entscheidender Bedeutung. Ohne eine erfolgreiche Gefäßoperation wäre die Transplantation einer Niere, einer Leber oder eines anderen lebenswichtigen Organs unmöglich.

Darüber hinaus befindet sich die Gefäßchirurgie mit der ständigen Weiterentwicklung der Medizintechnik an der Schnittstelle der Innovationen. So haben beispielsweise minimalinvasive endovaskuläre Techniken die Behandlung vieler Gefäßerkrankungen verändert und ermöglichen sicherere Eingriffe, kürzere Erholungszeiten und weniger Narben für die Patienten.

Die Gefäßchirurgie ist ein wesentlicher Pfeiler der modernen Medizin. Sie deckt kritische medizinische Bedürfnisse ab, beeinflusst verwandte medizinische Bereiche und geht ständig an die Grenzen dessen, was in der Medizin möglich ist. Ihre Bedeutung zu erkennen, bedeutet zu verstehen, wie sehr die Gesundheit und das Wohlergehen vieler Menschen von der Expertise und den Fähigkeiten der Gefäßchirurgen abhängen.

Kapitel 2:
ROLLEN UND ERANTWORTLICHKEITEN DES KRANKENPFLEGERS

Klinische Schlüsselfunktionen

Die Gefäßchirurgie spielt eine wichtige Rolle bei der Behandlung von Blutgefäßerkrankungen und erfordert eine Reihe spezifischer Fähigkeiten, um eine optimale Patientenversorgung zu gewährleisten. Lassen Sie uns gemeinsam die wichtigsten klinischen Funktionen dieses Fachgebiets entdecken.

*   Beurteilung und Diagnose :
    *   Genaue Interpretation von Gefäßsymptomen, die von Gliederschmerzen bis zu nicht heilenden Wunden reichen.
    *   Einsatz diagnostischer bildgebender Verfahren wie Doppler-Ultraschall, Angiografie oder MRT, um die Blutgefäße sichtbar zu machen und zu beurteilen.
    *   Durchführung von Funktionstests, z. B. Druckmessungen, um Verengungen oder Verstopfungen zu erkennen.
*   Chirurgische Eingriffe :
    *   Traditionelle offene Verfahren wie Bypass-Operationen zur Umgehung kranker Arterienabschnitte.
    *   Weniger invasive endovaskuläre Techniken wie Angioplastie und Stenteinlage.
    *   Aneurysma-Chirurgie, einschließlich der endovaskulären Reparatur von Aortenaneurysmen (EVAR).
    *   Verfahren bei Venenerkrankungen, einschließlich Venenstripping und Ablation.

- Notfallmanagement :
  - Behandlung von vaskulären Notfällen wie rupturierten Aneurysmen oder arteriellen Embolien.
  - Schnelle Intervention bei akuten Ischämien, wodurch das Risiko des Verlusts von Gliedmaßen minimiert wird.
- Postoperative Pflege :
  - Engmaschige Überwachung der Patienten, um frühe Komplikationen nach einem Eingriff zu erkennen.
  - Umgang mit Schmerzen, Wunden und möglichen Infektionen.
  - Beurteilung der Perfusion der operierten Gliedmaßen, um eine optimale Zirkulation zu gewährleisten.
- Beratung und Prävention :
  - Aufklärung der Patienten über vaskuläre Risikofaktoren wie Rauchen, Bluthochdruck und Diabetes.
  - Ermutigung zu einer gesunden Lebensweise, um das Fortschreiten von Gefäßerkrankungen zu minimieren.
  - Verschreibung und Überwachung von Medikamenten zur Kontrolle von Risikofaktoren, z. B. Statine oder blutdrucksenkende Mittel.
- Interdisziplinäre Zusammenarbeit :
  - Arbeit im Team mit anderen Fachärzten, einschließlich Kardiologen, interventionellen Radiologen und Angiologen.
  - Koordinierung der Versorgung mit anderen Gesundheitsfachkräften, z. B. Krankenpflegern, die auf Gefäßpflege spezialisiert sind, um eine umfassende Betreuung des Patienten zu gewährleisten.

- Weiterbildung und Forschung :
  - Überwachung von technologischen Fortschritten und neuen Techniken in der Gefäßchirurgie.
  - Teilnahme an Forschungsarbeiten zur Verbesserung der Behandlungsmethoden und der Patientenergebnisse.

Die Bedeutung der Gefäßchirurgie in der modernen Medizin ist unbestreitbar. Diese wichtigen klinischen Funktionen stellen sicher, dass Gefäßchirurgen nicht nur Experten in der Durchführung von Eingriffen sind, sondern auch Erzieher, Mitarbeiter und Innovatoren, die zur ständigen Weiterentwicklung dieses Fachgebiets beitragen.

Der Krankenpfleger: Bindeglied zwischen dem Chirurgen, der Patient und das Team

Der Operationssaal ist ein Theater, in dem jeder Schauspieler eine entscheidende Rolle spielt. Im Zentrum dieser Dynamik steht der Krankenpfleger, ein wichtiger Dreh- und Angelpunkt, der als unerschütterliches Bindeglied zwischen dem Chirurgen, dem Patienten und dem gesamten medizinischen Team fungiert. Diese einzigartige Position verleiht dem Krankenpfleger eine Vielzahl von Verantwortlichkeiten und Möglichkeiten, den Behandlungsverlauf des Patienten positiv zu beeinflussen.

- Kommunikationsmediator :
  - Der Krankenpfleger erleichtert die Kommunikation zwischen dem Patienten und dem Chirurgen. Er ist oft derjenige, der komplexe medizinische Begriffe in eine für den Patienten verständliche Sprache übersetzt und gleichzeitig dafür sorgt, dass die Bedenken und Fragen des Patienten an den Chirurgen weitergeleitet werden.

- Innerhalb des Teams koordiniert der Krankenpfleger die Informationen zwischen den verschiedenen beteiligten Fachkräften und stellt sicher, dass jedes Mitglied über relevante Aktualisierungen des Zustands des Patienten informiert ist.
- Patientenverteidiger :
  - Der Krankenpfleger achtet darauf, dass die Rechte des Patienten gewahrt werden, und stellt sicher, dass seine Wünsche und Vorlieben gehört und berücksichtigt werden.
  - Bei Komplikationen oder Missverständnissen ist der Krankenpfleger oft die Stimme des Patienten, die sich für dessen Interessen und Wohlbefinden einsetzt.
- Pflegekoordinatorin :
  - Der Krankenpfleger orchestriert eine Vielzahl von Aufgaben vor, während und nach einer Operation. Dies reicht von der Vorbereitung des Patienten auf den Eingriff bis hin zur postoperativen Pflege.
  - Er arbeitet eng mit Anästhesisten, Pflegehelfern, Technikern und anderen Fachkräften zusammen, um sicherzustellen, dass der Patient eine einheitliche und gut koordinierte Versorgung erhält.
- Erzieherin :
  - Der Krankenpfleger informiert den Patienten und seine Familie darüber, was sie vor, während und nach der Operation zu erwarten haben. Diese Aufklärung kann sich auf die postoperative Pflege, die Schmerzbehandlung oder die Anzeichen von Komplikationen beziehen, auf die man achten sollte.
  - Innerhalb des Teams kann der Krankenpfleger auch eine pädagogische Rolle übernehmen, indem er sein Wissen und seine

Fachkenntnisse mit neuen Mitgliedern oder Auszubildenden teilt.

- Emotionale Unterstützung :
    - Eine Operation kann für den Patienten eine belastende Erfahrung sein. Der Krankenpfleger bietet emotionale Unterstützung, beruhigt den Patienten und seine Familie und sorgt für eine einfühlsame und tröstende Präsenz.
    - Darüber hinaus unterstützt der Krankenpfleger auch die Teammitglieder, indem er in schwierigen Zeiten ein offenes Ohr und Ermutigung anbietet.
- Ressourcenmanager :
    - Der Krankenpfleger stellt sicher, dass alle erforderlichen Geräte und Materialien verfügbar und funktionsfähig sind. Dies kann die Vorbereitung von chirurgischen Instrumenten, die Verwaltung von Medikamenten oder die Koordination mit der Apotheke und anderen Diensten umfassen.

Der Krankenpfleger ist weit mehr als nur ein Ausführer medizinischer Anweisungen. Er ist der Hüter der Patientensicherheit, der Dirigent der Pflegekoordination und die Brücke zwischen dem Patienten, dem Chirurgen und dem Team. In der komplexen Welt der Gefäßchirurgie kann die Bedeutung dieser Rolle nicht hoch genug eingeschätzt werden.

Umgang mit Stress und Notfällen

In der atemlosen Welt der Gefäßchirurgie, in der Sekunden über Leben und Tod entscheiden können, ist die Fähigkeit, mit Stress umzugehen und effektiv auf Notfälle zu reagieren, von entscheidender Bedeutung. Jeder in der Gefäßchirurgie Tätige, vom Chirurgen bis zum

Krankenpfleger, muss diese heikle Kunst beherrschen, um den bestmöglichen Ausgang für den Patienten zu gewährleisten.

- Das Wesen des Notfalls verstehen :
  - Jede Notfallsituation ist einzigartig. Es kann sich um ein geplatztes Aneurysma, eine akute Ischämie oder eine postoperative Komplikation handeln. Das schnelle Erkennen der genauen Art des Notfalls ist der erste Schritt zu einer wirksamen Intervention.
- Mentale und physische Vorbereitung :
  - Fachkräfte müssen darin geschult werden, Notfälle zu antizipieren und darauf zu reagieren. Dies erfordert regelmäßige Simulationen, kontinuierliche Schulungen und die Überprüfung früherer Notfälle, um sicherzustellen, dass das Team immer bereit ist.
- Klare und effektive Kommunikation :
  - In einer Notsituation zählt jede Sekunde. Eine klare Kommunikation zwischen den Teammitgliedern hilft, Fehler zu minimieren und Entscheidungen schneller zu treffen.
- Priorisierung :
  - Es ist von entscheidender Bedeutung, die Situation schnell zu beurteilen und zu entscheiden, welche Maßnahmen zuerst ergriffen werden müssen. Das könnte bedeuten, einen Patienten zu stabilisieren, bevor man zu komplexeren Maßnahmen übergeht.
- Selbstregulation und Stressbewältigung :
  - Tiefe Atemtechniken, Visualisierung und sogar kurze, aber regelmäßige Pausen können bei der Stressbewältigung helfen.
  - Es ist entscheidend, die eigenen Anzeichen von Stress zu erkennen und Strategien zu

haben, um damit umzugehen. Dies kann nicht nur das persönliche Wohlbefinden verbessern, sondern auch das Niveau der Patientenversorgung.

- Debriefing nach einem Notfall :
  - Nach der Lösung einer Notfallsituation ist es unerlässlich, sich mit dem Team zusammenzusetzen und zu besprechen, was gut gelaufen ist und was verbessert werden könnte. So kann man nicht nur aus jeder Situation lernen, sondern auch die Emotionen und den Stress verarbeiten, die nach einem Notfall auftreten können.
- Emotionale Unterstützung :
  - Notfälle können schwere emotionale Auswirkungen auf Angehörige der Gesundheitsberufe haben. Es ist von entscheidender Bedeutung, dass Unterstützungssysteme vorhanden sind, seien es Gespräche mit Kollegen, Beratung oder andere Ressourcen zur Bewältigung von vikariierendem Trauma und Burnout.
- Aktualisierung der Fähigkeiten und Kenntnisse :
  - Die Medizin und die Chirurgie entwickeln sich ständig weiter. Fachkräfte müssen sich ständig weiterbilden, um sicherzustellen, dass sie mit den neuesten Techniken, Geräten und Verfahren vertraut sind.

In der oft unberechenbaren Arena der Gefäßchirurgie ist die Fähigkeit, mit Stress umzugehen und kompetent durch Notfälle zu navigieren, nicht nur wünschenswert; sie ist unerlässlich. Indem sie diese Fähigkeiten kultivieren und regelmäßig ausbauen, können Fachkräfte sicherstellen, dass sie ihren Patienten auch unter den widrigsten Umständen die bestmögliche Versorgung zukommen lassen.

Kapitel 3:
WISSEN DER VASKULÄREN ANATOMIE

Kreislaufsystem : ein Überblick

Das Kreislaufsystem, oft auch als Herz-Kreislauf-System bezeichnet, ist ein Wunderwerk der biologischen Technik, das die kontinuierliche Bewegung des Blutes durch den Körper orchestriert und so den Transport von Sauerstoff, Nährstoffen, Hormonen und vielem mehr zu jeder einzelnen Zelle sicherstellt. Lassen Sie uns einen genaueren Blick auf diese unglaubliche Maschinerie des menschlichen Körpers werfen.

- Herz: der Motor des Systems
    - Das Herz befindet sich in der Mitte der Brust und ist ein kräftiger Muskel, der aus vier Kammern besteht: zwei Vorhöfen und zwei Ventrikeln. Durch rhythmisches Zusammenziehen pumpt das Herz das Blut durch den Körper und lässt das Leben in uns zirkulieren.
- Blutgefäße: die Autobahnen des Körpers
    - **Arterien:** Diese robusten Kanäle verlaufen vom Herzen aus und transportieren sauerstoffreiches Blut zu den Geweben des Körpers. Die größte von ihnen, die Aorta, verzweigt sich in kleinere Arterien, die jede Region des Körpers versorgen.
    - **Venen:** Diese Gefäße führen das sauerstoffarme Blut aus dem Gewebe zurück zum Herzen. Die Venen verbinden sich zu immer größeren Gefäßen, wobei die obere und untere Hohlvene das Blut zum Herzen transportieren.

- **Kapillaren:** Diese winzigen Blutgefäße verbinden die Arterien mit den Venen. Ihre dünnen Wände ermöglichen den Austausch zwischen Blut und Zellen, indem sie Sauerstoff und Nährstoffe liefern und Abfallstoffe abtransportieren.
- Blut: die lebenswichtige Post
  - Das Blut, das aus roten und weißen Blutkörperchen, Blutplättchen und Plasma besteht, transportiert Sauerstoff, Nährstoffe, Hormone und Immunzellen dorthin, wo sie gebraucht werden. Außerdem spielt es eine entscheidende Rolle bei der Regulierung der Körpertemperatur, der Aufrechterhaltung des Säure-Basen-Gleichgewichts und dem Schutz vor Infektionen.
- Der doppelte Kreislauf: Sauerstoffanreicherung und Verteilung
  - **Lungenkreislauf:** Sauerstoffarmes Blut aus dem Herzen wird über die Lungenarterien in die Lunge gepumpt. In der Lunge wird das Kohlendioxid gegen frischen Sauerstoff ausgetauscht.
  - **Systemischer Kreislauf:** Sauerstoffreiches Blut aus der Lunge wird vom Herzen über die Aorta in den Rest des Körpers gepumpt, ernährt Gewebe und Organe und sammelt Kohlendioxid und Abfallstoffe für den Rückweg zum Herzen ein.
- Regulierung und Wartung :
  - Komplexe Mechanismen wie das autonome Nervensystem, Hormone und Druckrezeptoren arbeiten harmonisch zusammen, um die Herzfrequenz, die Kontraktionskraft und den Durchmesser der Blutgefäße anzupassen und so sicherzustellen, dass das Blut entsprechend den Bedürfnissen des Körpers verteilt wird.

- Vernetzung mit anderen Systemen :
    - Das Kreislaufsystem funktioniert nicht isoliert. Es ist eng mit anderen Systemen verbunden, z. B. mit dem Atmungssystem für die Sauerstoffversorgung des Blutes, dem Verdauungssystem für die Aufnahme von Nährstoffen und dem Ausscheidungssystem für die Beseitigung von Abfallstoffen.

Das Kreislaufsystem ist die Kreuzung des Lebens, ein lebenswichtiges Netzwerk, das dafür sorgt, dass jeder Teil unseres Körpers das bekommt, was er zum Funktionieren braucht, und dass Abfallprodukte effizient abtransportiert werden. Ohne ihn wäre das Leben, wie wir es kennen, unmöglich.

Hauptgefäße und ihre Besonderheiten

Das Kreislaufsystem ist ein komplexes Netz aus Gefäßen, die das Blut durch den Körper transportieren. Diese Blutgefäße können weitgehend in Arterien, Venen und Kapillaren unterteilt werden, aber es ist sinnvoll, sich einige der wichtigsten Gefäße und ihre Unterscheidungsmerkmale anzusehen.

- Arterien
    - **Aorta:** Sie ist die größte und wichtigste Arterie. Sie entspringt der linken Herzkammer und verzweigt sich in kleinere Arterien, um den gesamten Körper mit sauerstoffreichem Blut zu versorgen.
    - *Besonderheit:* Die Wand ist besonders dick und elastisch, um dem hohen Druck des vom Herzen ausgestoßenen Blutes standzuhalten.
    - **Koronararterien:** Diese Arterien versorgen das Herz selbst mit Sauerstoff und Nährstoffen.

- *Besonderheit:* Eine Blockade hier, z. B. durch eine atherosklerotische Plaque, kann zu einem Herzinfarkt führen.
- **Karotisarterien:** Sie versorgen das Gehirn mit sauerstoffreichem Blut. Sie unterteilen sich in die innere und die äußere Halsschlagader.
- *Besonderheit:* Ein Verschluss oder eine Verengung dieser Arterien kann das Risiko eines Schlaganfalls erhöhen.
- **Lungenarterien:** Im Gegensatz zu den meisten Arterien transportieren sie sauerstoffarmes Blut vom Herzen zur Sauerstoffversorgung in die Lunge.
- *Besonderheit:* Die einzigen Arterien, die sauerstoffarmes Blut transportieren.

- Venen
  - **Hohlvenen:** Sie sind die größten Venen des Körpers und führen sauerstoffarmes Blut zum Herzen zurück.
  - *Besonderheit:* Sie teilen sich in die obere Hohlvene (transportiert Blut aus dem oberen Teil des Körpers) und die untere Hohlvene (transportiert Blut aus dem unteren Teil des Körpers).
  - **Lungenvenen:** Sie führen sauerstoffreiches Blut aus der Lunge zurück zum Herzen.
  - *Besonderheit:* Im Gegensatz zu den meisten Venen transportieren sie sauerstoffreiches Blut.
  - **Saphena-Venen:** Große, oberflächliche Venen in den Beinen.
  - *Besonderheit:* Häufig an Krampfadern beteiligt.

- Kapillaren
  - Sie sind die kleinsten Blutgefäße und bilden Netzwerke zwischen Arterien und Venen.
  - *Besonderheit:* Sie haben extrem dünne Wände, um den Austausch von Gasen, Nährstoffen und

Abfallstoffen zwischen dem Blut und dem Gewebe zu ermöglichen.

Jedes Gefäß im Kreislaufsystem hat eine bestimmte Struktur und Funktion, die es ermöglicht, die Bedürfnisse des Körpers zu erfüllen. Das Verständnis dieser Gefäße und ihrer Besonderheiten ist entscheidend, um das große und komplexe Netzwerk zu begreifen, das das Leben in unserem Körper aufrechterhält.

Häufige vaskuläre Anomalien

Vaskuläre Anomalien beziehen sich auf ein breites Spektrum von Zuständen, die die Blutgefäße beeinträchtigen. Diese Zustände können angeboren (bei der Geburt vorhanden) oder im Laufe des Lebens erworben sein. Im Folgenden finden Sie einen Überblick über einige der häufigsten Gefäßanomalien:

- Atherosklerose :
  - **Beschreibung:** Verhärtung und Verengung der Arterien, die durch die Ansammlung von Plaques aus Cholesterin, Entzündungszellen und Trümmern verursacht werden.
  - **Folgen:** Kann zu Zuständen wie koronarer Herzkrankheit (KHK), Schlaganfall und peripherer arterieller Verschlusskrankheit (PAVK) führen.
- Aneurysmen :
  - **Beschreibung:** Abnormale Erweiterung eines Teils eines Blutgefäßes, in der Regel einer Arterie, aufgrund einer Schwäche der Gefäßwand.
  - **Folgen: Es besteht die** Gefahr einer Ruptur, was vor allem bei Aorten- oder Hirnaneurysmen tödlich sein kann.

- Arteriovenöse Missbildungen (AVM) :
  - **Beschreibung:** Abnormale Verbindungen zwischen Arterien und Venen, die in der Regel bei der Geburt bestehen.
  - **Folgen:** Können Blutungen oder epileptische Anfälle verursachen, wenn sie sich im Gehirn befinden.
- Krampfadern :
  - **Beschreibung:** Erweiterte und geschlängelte Venen, die meist in den Beinen lokalisiert sind.
  - **Folgen:** Kann zu Schmerzen, Juckreiz, Geschwüren und anderen Komplikationen führen.
- Tiefe Venenthrombose (DVT) :
  - **Beschreibung:** Bildung eines Blutgerinnsels in einer tiefen Vene, meist in den Beinen.
  - **Folgen:** Gefahr einer Lungenembolie, wenn das Gerinnsel in die Lunge wandert.
- Phlebitis :
  - **Beschreibung:** Entzündung einer Vene, die in der Regel mit der Bildung eines Blutgerinnsels einhergeht.
  - **Folgen:** Kann zu einer tiefen Venenthrombose oder anderen Komplikationen führen.
- Arterielle Stenose :
  - **Beschreibung:** Verengung einer Arterie aufgrund verschiedener Ursachen, u. a. Atherosklerose.
  - **Folgen:** Kann den Blutfluss zu nachgeschalteten Geweben verringern, was zu Ischämie führt.
- Raynaud-Syndrom :
  - **Beschreibung:** Vorübergehende Verengung der kleinen Blutgefäße in den Fingern und Zehen, meist als Reaktion auf Kälte oder Stress.

- **Folgen:** Verursacht eine Weißfärbung oder Zyanose der Extremitäten.
- Vaskulitis :
  - **Beschreibung:** Entzündung der Wände von Blutgefäßen, die kleine, mittlere oder große Gefäße betreffen kann.
  - **Folgen:** Kann lebenswichtige Organe schädigen, indem ihre Blutversorgung verringert wird.

Jede vaskuläre Anomalie stellt einzigartige diagnostische und therapeutische Herausforderungen dar. Eine schnelle und angemessene Behandlung ist entscheidend, um die mit diesen Erkrankungen verbundenen potenziell schwerwiegenden Komplikationen zu verhindern.

Kapitel 4:
TECHNIKEN
UND LAUFENDE VERFAHREN

Grundlagen der vaskulären nterventionen

Gefäßinterventionen sind eine Reihe von Verfahren zur Behandlung von Erkrankungen der Blutgefäße. Diese Eingriffe können chirurgisch, endovaskulär (mithilfe von Kathetern, die in die Gefäße geführt werden) oder eine Kombination aus beiden sein. Hier eine Einführung in die Grundlagen dieser Eingriffe :

- Präoperative Bewertung :
    - *Ziel:* Das Ausmaß und die Lokalisation der Gefäßerkrankung bestimmen, den Allgemeinzustand des Patienten beurteilen und potenzielle Risiken ermitteln.
    - *Gängige Methoden:* Doppler, Angiografie, Computertomografie (CT) und Magnetresonanztomografie (MRT).
- Anästhesie :
    - Gefäßoperationen können unter Lokal-, Regional- oder Vollnarkose durchgeführt werden, je nach Verfahren und Vorliebe des Chirurgen.
- Chirurgische Ansätze :
    - *Endarteriektomie:* Entfernung der atherosklerotischen Plaque aus einer Arterie, die häufig zur Behandlung der Carotisstenose eingesetzt wird.
    - *Bypass:* Schaffung einer Umgehungsstraße um einen blockierten Arterienabschnitt mithilfe eines Transplantats.

- *Aneurysma-Reparatur:* Verstärkung eines erweiterten Aneurysmabereichs, um eine Ruptur zu verhindern.
- Endovaskuläre Eingriffe :
  - *Angioplastie:* Verwendung eines Ballons, um eine verengte oder blockierte Arterie zu erweitern.
  - *Stent:* Metallvorrichtung, die eingesetzt wird, um eine Arterie nach einer Angioplastie offen zu halten.
  - *Stents: Werden* zur Behandlung von Aortenaneurysmen eingesetzt. Sie werden im Inneren des Aneurysmas eingesetzt, um es zu verstärken.
- Schließen :
  - Kleine Einschnitte können mit Nähten, Klammern oder einem Hautkleber verschlossen werden. Bei größeren Einschnitten sind in der Regel Nähte oder Klammern erforderlich.
- Postoperative Überwachung :
  - *Ziel:* Mögliche Komplikationen schnell erkennen und behandeln.
  - *Häufige Methoden :* Überwachung der Vitalzeichen, Beurteilung von Nähten, Überwachung des Blutflusses mithilfe von Doppler, Blutuntersuchungen.
- Rehabilitation und Nachsorge :
  - Die Patienten benötigen möglicherweise eine Physiotherapie, um ihre Mobilität wiederzuerlangen.
  - Langfristige Nachsorge ist wichtig, um die Patency der reparierten oder behandelten Gefäße zu überwachen und um sicherzustellen, dass die Krankheit nicht fortschreitet.
- Sekundäre Prävention :
  - Nach Abschluss des Gefäßeingriffs ist es entscheidend, vorbeugende Maßnahmen zu ergreifen, um ein Wiederauftreten oder

Fortschreiten der Gefäßerkrankung zu verhindern.

- Dazu können Medikamente (wie Thrombozytenaggregationshemmer), Änderungen des Lebensstils und regelmäßige Überwachung gehören.

Die Grundlagen vaskulärer Interventionen zu verstehen, ist für Angehörige der Gesundheitsberufe, die an der Behandlung von Patienten mit Gefäßerkrankungen beteiligt sind, von entscheidender Bedeutung. Diese Interventionen können, wenn sie korrekt durchgeführt werden und sich ein entsprechendes Management anschließt, Leben retten und die Lebensqualität verbessern.

Unterstützung während Angiographie, Endarteriektomie u. Ä.

Der Krankenpfleger spielt eine Schlüsselrolle bei der Betreuung während vaskulärer Eingriffe. Ob bei einer Angiografie, einer Endarteriektomie oder anderen Eingriffen - seine beruhigende Präsenz, seine technischen Fähigkeiten und seine Fähigkeit, die Bedürfnisse des Chirurgen vorauszusehen, sind von entscheidender Bedeutung.

- Angiographie :
  - *Vorbereitung des Patienten:* Verfahren erklären, Einverständniserklärung einholen, Allergien (insbesondere gegen Kontrastmittel) überprüfen, Patient einrichten.
  - *Unterstützung während des Verfahrens:* Hilfe beim Einführen des Katheters, Verabreichung von Kontrastmittel unter Aufsicht, Überwachung der Reaktion des Patienten, Notieren von Beobachtungen.

- *Postoperative Pflege:* Die Einstichstelle auf Blutungen oder Hämatome überwachen, Vitalzeichen beobachten, für Flüssigkeitszufuhr sorgen, um das Kontrastmittel auszuscheiden.
- Endarteriektomie :
  - *Vorbereitung des Patienten:* Informieren Sie den Patienten über das Verfahren, überprüfen Sie die Krankengeschichte und die Medikamente, bereiten Sie die Haut für den Einschnitt vor.
  - *Unterstützung während des Verfahrens:* Reichen Sie dem Chirurgen die Instrumente, helfen Sie bei der Visualisierung des Operationsfeldes, überwachen Sie die Vitalzeichen und den neurologischen Status.
  - *Postoperative Pflege:* Überwachung des Einschnittbereichs, Beurteilung der Gewebeperfusion, Überwachung der neurologischen Funktion, Schmerzbehandlung.
- Sonstige Interventionen :
  - *Bypass:* Bei der Vorbereitung des Transplantats helfen, die Anastomose auf Blutungen überwachen, für eine angemessene Perfusion der Gliedmaße sorgen.
  - *Stent und Angioplastie:* Assistieren Sie beim Einsetzen und Entfalten des Stents, verabreichen Sie Medikamente zur Verhinderung der Blutgerinnung, überwachen Sie die Reaktion auf das Kontrastmittel.
  - *Aneurysma-Reparatur:* Instrumente führen, Blutdruck und Vitalzeichen überwachen, Drainagen und Verbände überwachen.

Gemeinsamkeiten aller Interventionen :
- **Kommunikation:** Den Patienten während des gesamten Verfahrens auf dem Laufenden halten, bei Ängsten beruhigen, beobachtete Anomalien dem Chirurgen oder Anästhesisten melden.

- **Sterilität:** Sicherstellung der Sterilität des Operationsfeldes, Vermeidung von Kontaminationen, Sicherstellung, dass alle Instrumente ordnungsgemäß sterilisiert werden.
- **Überwachung: Überwachen Sie** den Patienten ständig auf Anzeichen von Not, Allergien oder Komplikationen.

Die effektive Zusammenarbeit zwischen dem Krankenpfleger und dem Chirurgen ist für die Sicherheit und Wirksamkeit von Gefäßeingriffen von entscheidender Bedeutung. Jedes Teammitglied hat eine einzigartige Verantwortung und ihre Synchronisation ist entscheidend für ein optimales Ergebnis.

Postoperative Verwaltung

Die Zeit nach der Operation ist entscheidend für die Erholung des Patienten und den Erfolg des Gefäßeingriffs. Der Krankenpfleger spielt in dieser Phase eine zentrale Rolle bei der Überwachung und Pflege des Patienten und stellt sicher, dass Komplikationen minimiert werden und der Patient sich auf dem Weg zur vollständigen Genesung befindet.

- Überwachung der Vitalzeichen :
    - Überwachen Sie Blutdruck, Herzfrequenz, Sauerstoffsättigung und Temperatur.
    - Achten Sie auf Anzeichen von Instabilität oder plötzlichen Veränderungen.
- Bewertung der Gewebeperfusion :
    - Überprüfen Sie regelmäßig die Farbe, die Temperatur und das Gefühl des operierten Glieds oder Bereichs.

- Beurteilen Sie den distalen Puls, um sicherzustellen, dass keine Kreislaufbeeinträchtigung vorliegt.
- Überwachung der Operationsstelle :
  - Untersuchen Sie den Einschnittbereich regelmäßig auf Anzeichen einer Infektion, Blutung oder Nässen.
  - Stellen Sie sicher, dass die Drainagen (falls vorhanden) richtig funktionieren, und notieren Sie die Menge und Qualität des Sekrets.
- Schmerzmanagement :
  - Beurteilen Sie regelmäßig das Schmerzniveau des Patienten.
  - Verabreichen Sie Schmerzmittel wie vorgeschrieben und überwachen Sie Reaktionen und Nebenwirkungen.
- Frühe Mobilisierung :
  - Ermutigen Sie den Patienten, sich zu bewegen und zu gehen, sobald dies als sicher erachtet wird, um mit Immobilität verbundenen Komplikationen wie tiefen Venenthrombosen vorzubeugen.
- Hydratation und Ernährung :
  - Überwachen Sie die Flüssigkeitsaufnahme und -abgabe, um eine ausreichende Hydratation sicherzustellen.
  - Fördern Sie eine ausgewogene Ernährung, um die Heilung zu unterstützen.
- Patientenbildung :
  - Instruieren Sie den Patienten über die Pflege des Einschnitts, auf welche Anzeichen einer Infektion oder Komplikationen er achten sollte.
  - Diskutieren Sie über Medikamente, ihre Dosierung und mögliche Nebenwirkungen.
  - Informationen über Aktivitätseinschränkungen, die Wiederaufnahme der Arbeit und andere Alltagssorgen bereitstellen.

- Planung der Ausreise :
  - Beurteilen Sie die Fähigkeit des Patienten, sich zu Hause selbst zu versorgen.
  - Organisieren Sie Nachsorgetermine und stellen Sie sicher, dass der Patient Zugang zu allen Ressourcen hat, die er für seine Genesung benötigt.
- Kommunikation mit dem medizinischen Team :
  - Enge Zusammenarbeit mit Chirurgen, Anästhesisten und anderen Gesundheitsfachkräften, um eine einheitliche und umfassende Behandlung zu gewährleisten.
  - Melden Sie alle Bedenken oder möglichen Komplikationen.

Das postoperative Management ist eine Mischung aus klinischer Bewertung, praktischer Krankenpflege und Patientenaufklärung. Sie zielt darauf ab, eine vollständige und schnelle Genesung des Patienten zu gewährleisten und gleichzeitig das Risiko von Komplikationen zu minimieren. Eine effektive und fürsorgliche Betreuung während dieser Zeit kann die langfristigen Ergebnisse für den Patienten stark beeinflussen.

Kapitel 5:
WERKZEUGE UND AUSRÜSTUNG

Einführung in die wichtigsten Werkzeuge

In der Gefäßchirurgie, wie auch in vielen anderen Bereichen der Medizin, spielen Werkzeuge eine unverzichtbare Rolle. Diese sorgfältig entwickelten und oft über Jahrzehnte hinweg verfeinerten Instrumente ermöglichen es Chirurgen, heikle Eingriffe mit Präzision durchzuführen. Sie sind die unerschütterlichen Verbündeten der Gesundheitsfachkräfte und ermöglichen es der menschlichen Hand, die manchmal winzigen Strukturen im Herzen unseres Kreislaufsystems zu erreichen, zu manipulieren und zu reparieren.

Wenn man in die Welt der Gefäßchirurgie eintaucht, können die Vielfalt und die Spezialisierung der Werkzeuge beeindruckend sein. Die feinen Zangen, mit denen man die Gefäße manipuliert, die Sonden, mit denen man sie erforscht, oder die Katheter, mit denen man andere Instrumente einführt oder Medikamente direkt in das Gefäßsystem verabreicht - sie alle zeugen von der ständigen Weiterentwicklung dieses medizinischen Fachgebiets.

Und dann gibt es noch die eher technologischen Hilfsmittel, wie z. B. Angiographiegeräte, die mithilfe von Röntgenstrahlen die Gefäße in Echtzeit sichtbar machen, oder Ultraschall, um den Blutfluss zu erkennen. Diese Hightech-Geräte sind für die Anleitung des Chirurgen unerlässlich und bieten ihm ein Fenster in die verborgene Welt im Inneren unserer Körper.

Doch über ihre unmittelbare Funktion hinaus erzählen diese Werkzeuge auch eine Geschichte. Sie erzählen von den Herausforderungen, vor denen die Gefäßchirurgie stand, von den Innovationen, die das Fachgebiet revolutioniert haben, und von der ständigen Weiterentwicklung von Wissen und Techniken. Jedes Instrument spiegelt einen Bedarf wider, eine klinische Situation, die es zu lösen galt, und sie sind das Ergebnis des menschlichen Einfallsreichtums, der sich der Rettung von Leben verschrieben hat.

Als Krankenpfleger oder Angehöriger eines Gesundheitsberufs, der in diesen Bereich einsteigt, ist es daher entscheidend, sich die Zeit zu nehmen, diese Instrumente zu verstehen und zu respektieren. Nicht nur, weil sie für die tägliche Praxis unerlässlich sind, sondern auch, weil sie ein Symbol für das kollektive Engagement für eine bessere Pflege und das Wohlergehen der Patienten sind.

Auf den folgenden Seiten werden wir uns eingehend mit diesen wichtigen Werkzeugen beschäftigen, aber jetzt wollen wir sie erst einmal nur begrüßen: die stillen Helden der Gefäßchirurgie.

Wartung, Sterilisation und Vorsichtsmaßnahmen

Die Gefäßchirurgie mit ihren heiklen Eingriffen und ihrer geringen Fehlerquote erfordert nicht nur in Bezug auf die technische Kompetenz, sondern auch in Bezug auf die Wartung und Sterilisation der verwendeten Werkzeuge eine gewissenhafte Sorgfalt. Die Vermeidung von Infektionen ist von größter Bedeutung, und jeder Schritt von der Vorbereitung bis zum Eingriff muss akribisch inszeniert werden, um die Sicherheit des Patienten zu gewährleisten.

Chirurgische Instrumente, von einfachen Pinzetten bis hin zu hochentwickelten elektronischen Geräten, sind potenzielle Infektionsvektoren, wenn sie nicht richtig gepflegt werden. Die Sterilisation ist ein unumgänglicher Schritt, bei dem alle pathogenen Mikroorganismen, die den Erfolg einer Operation gefährden könnten, beseitigt werden.

Die regelmäßige Wartung der Geräte gewährleistet, dass sie optimal funktionieren. Schlecht gewartete oder defekte Werkzeuge können nicht nur eine Operation gefährden, sondern auch dem Patienten direkten Schaden zufügen. Bildgebungsgeräte z. B. müssen genau kalibriert werden, damit sie klare und scharfe Bilder liefern, die den Chirurgen während der Operation leiten.

Die Sterilisation betrifft jedoch nicht nur die Instrumente. Auch die OP-Umgebung selbst, von den OP-Tischen über die Lampen bis hin zu Boden und Luft, muss streng kontrolliert werden. Es werden strenge Reinigungs- und Desinfektionsverfahren angewandt, die oft von engagierten Teams überwacht werden, die dafür sorgen, dass der OP eine Oase der Sauberkeit bleibt.

Über die Sterilisation hinaus werden Vorsichtsmaßnahmen getroffen, um weitere Risiken zu vermeiden. Beispielsweise kann eine längere Exposition gegenüber Röntgenstrahlen, die bei der Angiografie verwendet werden, schädlich sein. Daher ist es von entscheidender Bedeutung, die Expositionszeit zu begrenzen und geeignete Schutzausrüstung zu verwenden.

Für den Krankenpfleger oder die Krankenschwester für Gefäßchirurgie erfordert diese Dimension des Berufs eine gründliche Ausbildung. Die Nuancen jedes Werkzeugs zu verstehen, zu wissen, wie und wann es sterilisiert werden muss, und sich der Vorsichtsmaßnahmen bewusst zu sein, die zum Schutz sowohl des Patienten als auch des medizinischen Teams zu treffen sind, sind allesamt wichtige Fähigkeiten.

Wartung, Sterilisation und Vorsichtsmaßnahmen sind grundlegende Pfeiler der Gefäßchirurgie. Sie spiegeln eine tiefe Verpflichtung zu Pflegequalität, Sicherheit und klinischer Exzellenz wider und gewährleisten, dass jeder Eingriff unter den bestmöglichen Bedingungen durchgeführt wird.

Moderne Technologie und Innovationen

Die Medizin entwickelt sich ständig weiter und stützt sich zunehmend auf technologische Fortschritte, um die Diagnose, Behandlung und Betreuung der Patienten zu verbessern. Die Gefäßchirurgie bildet bei diesem Trend keine Ausnahme. Die Überschneidung von medizinischer Forschung, biomedizinischer Technik und Informatik hat zu bahnbrechenden Innovationen geführt, die dieses Fachgebiet verändert haben.

Die erste große Revolution war die Einführung fortschrittlicher bildgebender Verfahren in der Medizin. Geräte wie der Angiograph, der mithilfe von Röntgenstrahlen Blutgefäße in Echtzeit sichtbar macht, ermöglichten es Chirurgen, Gefäßanomalien genau zu diagnostizieren, ohne invasive chirurgische Eingriffe vornehmen zu müssen. Später bot der Doppler-Ultraschall ein nichtinvasives Fenster in den Blutkreislauf und erkannte abnormale oder verstopfte Blutströme mit bemerkenswerter Genauigkeit.

Das digitale Zeitalter hat auch die robotergestützte Chirurgie eingeführt. Diese Systeme, die von Chirurgen gesteuert werden, aber von mechanischer Präzision profitieren, können heikle Eingriffe mit beispielloser Geschicklichkeit und Genauigkeit durchführen. Sie minimieren auch die Anzahl der Schnitte, wodurch das

Infektionsrisiko verringert und die Rekonvaleszenz beschleunigt wird.

Fortschritte im Bereich der Biomaterialien haben auch den Weg für Innovationen in der Gefäßchirurgie geebnet. Beispielsweise werden Stents, kleine Röhrchen aus Metall oder Kunststoff, verwendet, um verengte oder verstopfte Gefäße zu öffnen. Diese ständig verbesserten Vorrichtungen sind nun so konzipiert, dass sie haltbarer und kompatibler sind und manchmal sogar Medikamente direkt an der Implantationsstelle verabreichen können.

Auch Augmented- und Virtual-Reality-Anwendungen gewinnen immer mehr an Bedeutung. Sie bieten Chirurgen eine 3D-Visualisierung der Gefäßstrukturen und ermöglichen so eine genauere Operationsplanung und eine bessere Orientierung während des Eingriffs.

Auch künstliche Intelligenz und maschinelles Lernen bahnen sich ihren Weg in den Bereich. Ausgeklügelte Algorithmen können dabei helfen, medizinische Bilder zu analysieren, Anomalien zu erkennen und sogar Risiken auf der Grundlage von Datenmodellen vorherzusagen.

Doch trotz dieser beeindruckenden technologischen Fortschritte bleibt die Gefäßchirurgie im Grunde ein Beruf von Menschen für Menschen. Maschinen können helfen, aber es ist der Chirurg mit seinem Fachwissen, seinem Urteilsvermögen und seinem Mitgefühl, der im Mittelpunkt jedes erfolgreichen Eingriffs steht. Moderne Technologie und Innovationen sind Werkzeuge, Erweiterungen der Fähigkeiten des Chirurgen, und kein Ersatz. Sie symbolisieren die glänzende Zukunft der Gefäßchirurgie, indem sie das Beste des menschlichen Einfallsreichtums mit dem Versprechen einer besseren Patientenversorgung verbinden.

Kapitel 6:
INTERAKTION MIT DEM PATIENTEN

Präoperative Bewertung des Patienten

Die präoperative Beurteilung ist ein entscheidender Schritt bei der Vorbereitung auf einen chirurgischen Eingriff. Hier sammeln der Chirurg und sein Team wichtige Informationen über den Patienten, bewerten potenzielle Risiken und legen den besten chirurgischen Ansatz fest. In der Gefäßchirurgie ist diese Beurteilung besonders entscheidend, da die Eingriffe an Strukturen vorgenommen werden, die jeden Winkel und jede Ecke des Körpers mit sauerstoffreichem Blut versorgen.

Zunächst wird die Krankengeschichte des Patienten gründlich untersucht. Dazu gehört die Vorgeschichte von Herz-Kreislauf-Erkrankungen, Bluthochdruck, Diabetes oder anderen Erkrankungen, die sich auf die Gefäßgesundheit auswirken können. Die Chirurgen interessieren sich auch für frühere Operationen, die Medikamente, die der Patient derzeit einnimmt, und eine mögliche Familiengeschichte von Gefäßerkrankungen.

Auch die Symptome, die der Patient zeigt, werden gründlich analysiert. Schmerzen in den Beinen beim Gehen, schlecht heilende Wunden oder Anzeichen für eine schlechte Durchblutung können allesamt diagnostisch wegweisend sein.

In der Regel wird eine Reihe von diagnostischen Tests angeordnet. Dazu können ein Doppler-Ultraschall zur Beurteilung des Blutflusses, eine Angiografie zur Darstellung der Blutgefäße oder andere bildgebende Tests wie Computertomografie (CT) oder Magnetresonanztomografie (MRT) gehören. Diese Tests liefern ein klares Bild der Gefäßsituation des Patienten und leiten den Chirurgen bei seiner Planung an.

Die Beurteilung der Herzfunktion ist ebenfalls ein wesentlicher Bestandteil, da jeder chirurgische Eingriff das Herz belasten kann. Tests wie ein Elektrokardiogramm (EKG) oder eine Echokardiografie können erforderlich sein.

Die Ergebnisse von Labortests, wie z. B. Bluttests, liefern zusätzliche Informationen über die allgemeine Gesundheit des Patienten, seine Gerinnungsfähigkeit und andere Parameter, die die Operation beeinflussen können.

Auf der körperlichen Ebene kann auch eine Beurteilung der Mobilität, der Kraft und des Ernährungszustands des Patienten vorgenommen werden. Denn die Erholung nach einem chirurgischen Eingriff kann teilweise von diesen Faktoren abhängen.

Schließlich gehört zur präoperativen Beurteilung auch eine psychologische Dimension. Es ist von entscheidender Bedeutung, die Erwartungen des Patienten, seine Sorgen und seinen emotionalen Zustand zu verstehen, denn eine Operation, so routinemäßig sie für einen Chirurgen auch sein mag, ist für den Patienten oft ein einschneidendes Ereignis.

Die präoperative Beurteilung ist ein mehrdimensionaler Schritt, der jeden Aspekt der Gesundheit und des Lebens des Patienten berücksichtigt. Sie legt die Grundlage für einen erfolgreichen Eingriff und führt den Chirurgen und sein Team durch den komplexen und sensiblen Prozess der Gefäßchirurgie. Es ist ein heikler Tanz zwischen Wissenschaft, Technologie und Menschlichkeit, dessen Endziel das Wohlbefinden und die Sicherheit des Patienten ist.

Den Patienten erziehen :
Erklärungen und Beruhigung

Der bevorstehende chirurgische Eingriff ist für den Patienten oft ein Moment der Angst. Unbekanntes, Angst vor Schmerzen, Furcht vor möglichen Komplikationen, Sorgen um die Rekonvaleszenz ... all diese Emotionen und Fragen können überwältigend sein. In diesem Zusammenhang beschränkt sich die Rolle des Krankenpflegers und des medizinischen Teams nicht nur darauf, den Patienten körperlich auf den Eingriff vorzubereiten. Ebenso wichtig sind Aufklärung, detaillierte Erklärungen und Beruhigung.

1. Die Bedeutung klarer Kommunikation :
Ein gut informierter Patient ist oft ein entspannterer Patient. Eine detaillierte Erklärung der Art des Eingriffs, der wichtigsten Schritte der Operation und des postoperativen Verlaufs hilft, den Prozess zu entmystifizieren. Indem das Team eine klare Sprache verwendet und medizinischen Jargon so weit wie möglich vermeidet, kann es dem Patienten helfen, sich vorzustellen und zu verstehen, was er zu erwarten hat.

2. Beantwortung von Fragen :
Jeder Patient ist einzigartig und wird seine eigenen Fragen und Anliegen haben. Es ist sehr wichtig, dass Sie sich Zeit nehmen, um diese Fragen zu beantworten, egal ob es sich um Details der Operation, die Dauer des Krankenhausaufenthalts, mögliche Narben oder Einschränkungen nach der Operation handelt.

3. Beruhigung über Schmerzen und Behandlung :
Eine der größten Befürchtungen betrifft häufig die Schmerzen. Es ist entscheidend, den Patienten über die Schmerzbehandlung, die zu verabreichenden Schmerzmittel und alternative Methoden der Schmerzbewältigung zu beruhigen.

4. Die Bedeutung der Zusammenarbeit betonen :
Der Patient ist nicht einfach nur ein passiver Empfänger von Pflegeleistungen. Ihn zu ermutigen, sich aktiv an seiner Genesung zu beteiligen, sei es durch Atemübungen, Mobilitätsübungen oder einfach durch das Befolgen medizinischer Anweisungen, macht ihn zum Akteur seiner Genesung.

5. Emotionale Unterstützung wertschätzen :
Eine Operation ist nicht nur ein physisches Ereignis. Emotionale Unterstützung, sei es durch Zuhören, beruhigende Präsenz oder die Vermittlung von Selbsthilfegruppen, kann von unschätzbarem Wert sein.

6. Technologie einführen :
Mit dem Aufkommen moderner Technologien können auch digitale Hilfsmittel zur Aufklärung des Patienten eingesetzt werden. Erklärvideos, chirurgische Apps oder interaktive Plattformen können die traditionelle Aufklärung ergänzen.

7. Auf das Danach vorbereiten :
Über die Operation selbst hinaus ist es wichtig, den Patienten über die Phase nach der Operation aufzuklären: Wundversorgung, Rehabilitation, medizinische Nachsorge, Warnzeichen, auf die man achten sollte, usw.

Einen Patienten vor einem gefäßchirurgischen Eingriff aufzuklären und zu beruhigen ist eine mehrdimensionale Aufgabe, die technische Kompetenz, Einfühlungsvermögen und Kommunikation miteinander verbindet. Es ist ein Schritt, der, wenn er gut beherrscht wird, den Verlauf des Eingriffs und die Rekonvaleszenz des Patienten erheblich erleichtert. Es ist eine delikate Kunst, die Wissenschaft und Menschlichkeit vereint, da jeder Patient in seinem Erleben, seinen Bedürfnissen und Erwartungen einzigartig ist.

Postoperative Nachsorge und Rehabilitation

Die postoperative Phase in der Gefäßchirurgie ist genauso wichtig, wenn nicht sogar noch wichtiger als der Eingriff selbst. Sie bestimmt die Qualität der Genesung, die Minimierung von Komplikationen und das Erreichen der erwarteten Ergebnisse. Eine strenge Nachsorge und eine angemessene Rehabilitation sind daher von entscheidender Bedeutung, um sicherzustellen, dass der Patient nach der Operation die bestmögliche Zukunft hat.

1. Die ersten Stunden nach der Operation :
Dies ist die akute Phase, in der der Patient engmaschig überwacht wird, häufig im Aufwachraum oder auf der Intensivstation. Das Ärzteteam kontrolliert regelmäßig die Vitalzeichen und den Zustand der Operationswunde und stellt sicher, dass keine Blutungen oder andere unmittelbare Komplikationen auftreten.

2. Schmerzmanagement :
Um den Komfort des Patienten zu gewährleisten, wird ein schmerzstillendes Protokoll erstellt. Es wird entsprechend den Rückmeldungen des Patienten und der Entwicklung der Schmerzen angepasst.

3. Vaskuläre Überwachung :
Der Blutfluss im operierten Bereich wird regelmäßig überprüft, sei es durch Abtasten, Auskultation oder anspruchsvollere Methoden wie Doppler-Ultraschall.

4. Frühe Mobilisierung :
Sofern keine Kontraindikation vorliegt, wird empfohlen, den Patienten frühzeitig zu mobilisieren. Dies fördert eine bessere Durchblutung, beugt Lungenkomplikationen vor und regt eine schnellere Genesung an.

5. Wundversorgung :
Zur postoperativen Pflege gehören auch die Inspektion und Reinigung der Einschnitte sowie die Überprüfung der Wunde auf Infektionen oder Komplikationen.

6. Bildung und Beratung :

Der Patient wird in der häuslichen Pflege und im Erkennen von Anzeichen für Komplikationen geschult und erhält Anweisungen zu körperlicher Aktivität, Ernährung und Medikamenteneinnahme.

7. Rehabilitation :

Je nach Umfang des Eingriffs und den individuellen Bedürfnissen des Patienten kann eine Rehabilitationsphase erforderlich sein. Dies kann Physiotherapie, Muskelaufbauübungen oder Aufklärungssitzungen über einen gesunden Lebensstil, der die Gefäßgesundheit fördert, beinhalten.

8. Langzeitbeobachtung :

Die postoperative Nachsorge endet nicht mit der Entlassung aus dem Krankenhaus. Es werden regelmäßige Konsultationen anberaumt, um die Entwicklung des Patienten zu überwachen, die Behandlungen anzupassen und sicherzustellen, dass die erzielten Ergebnisse dauerhaft bleiben.

9. Psychologische Unterstützung :

Eine Operation, auch wenn sie erfolgreich war, kann sich emotional auf den Patienten auswirken. Psychologische Betreuung, sei es in Form von Einzelsitzungen oder Selbsthilfegruppen, kann von Vorteil sein, um dem Patienten zu helfen, die emotionalen Herausforderungen nach der Operation zu bewältigen.

10. Einbezug des technologischen Fortschritts :

Mit der ständigen Weiterentwicklung der Technologie kommen regelmäßig neue Instrumente und Methoden zur Ergänzung der postoperativen Nachsorge hinzu, die genauere und für den Patienten komfortablere Möglichkeiten zur Überwachung der Genesung bieten.

Die postoperative Nachsorge in der Gefäßchirurgie ist ein umfassender Prozess, der sowohl medizinische als auch psychologische Aspekte umfasst. Es ist eine Kombination aus Wissenschaft, Menschlichkeit und Hingabe, alles mit einem einzigen Ziel: das Wohlbefinden und die optimale Gesundheit des Patienten nach dem Eingriff.

Kapitel 7:
Umgang mit Komplikationen

Schnelle Identifikation Warnzeichen

In der schnellen und komplexen Welt der Gefäßchirurgie kann die Fähigkeit, Frühwarnzeichen schnell zu erkennen, buchstäblich über Leben und Tod entscheiden. Diese Anzeichen können auf bevorstehende Komplikationen hinweisen, und ihre frühzeitige Erkennung ermöglicht die rasche Einleitung von Korrekturmaßnahmen, wodurch potenziell schwerwiegende Folgeerkrankungen vermieden werden.

1. Erkennen von Ischämie :
Ischämie bezieht sich auf eine verminderte oder gestoppte Blutzufuhr zu einem Organ oder Gewebe. Die klassischen Symptome, insbesondere für die Gliedmaßen, sind die englischen "5 P": Pain (Schmerz), Pallor (Blässe), Pulselessness (Pulslosigkeit), Paresthesia (Kribbeln oder Taubheit) und Paralysis (Lähmung).

2. Überwachung von Operationswunden :
Übermäßige Rötung, Schwellung, Hitze oder eitriger Ausfluss können Anzeichen für eine Infektion sein. Wenn sich die Wundränder trennen, kann dies auf eine Wundheilungsstörung hinweisen.

3. Neurologische Veränderungen :
Plötzliche Veränderungen des Bewusstseinszustands, Sprachstörungen, Schwäche auf einer Körperseite oder Veränderungen der Sehkraft könnten auf eine zerebrale Gefäßkomplikation wie einen Schlaganfall hinweisen.

4. Veränderungen bei den Vitalzeichen :
Ein schneller Anstieg der Herzfrequenz, ein Abfall des Blutdrucks oder Veränderungen der Atmung können erste

Anzeichen für eine innere Blutung oder andere größere Komplikationen sein.

5. Bauchschmerzen :

Plötzliche starke Bauchschmerzen nach einem abdominalen Gefäßeingriff können auf eine Komplikation wie eine intestinale Ischämie hinweisen.

6. Ödeme :

Eine plötzliche Schwellung einer Gliedmaße kann auf ein Blutgerinnsel oder eine andere Gefäßverstopfung hinweisen.

7. Hautveränderungen :

Zyanose (eine bläuliche Tönung der Haut) oder Marmorierung können Anzeichen für Hypoxie oder eine schlechte Infusion sein.

8. Atemwegssymptome :

Kurzatmigkeit, plötzliche Brustschmerzen oder Husten mit blutigem Auswurf können auf Lungenkomplikationen wie eine Embolie hinweisen.

9. Krampfadern oder Venenschwellungen :

Das plötzliche Auftreten von erweiterten Venen oder geschwollenen Bereichen könnte auf einen Venenverschluss oder eine Venenthrombose hindeuten.

10. Unerklärliche Schmerzen :

Jeder plötzliche starke Schmerz ohne erkennbare Ursache nach einer Gefäßoperation sollte ernst genommen und sofort beurteilt werden.

In der Gefäßpflege sind eine sorgfältige Überwachung und das schnelle Erkennen von Warnsignalen von entscheidender Bedeutung. Diese klinischen, manchmal subtilen Hinweise sind Warnsignale, dass etwas nicht stimmt. Eine schnelle und angemessene Reaktion auf diese Anzeichen kann größere Komplikationen verhindern und so die Ergebnisse für die Patienten verbessern.

Notfall- und Interventionsprotokolle

Die Gefäßchirurgie, in deren Mittelpunkt die Behandlung von Blutgefäßen steht, neigt naturgemäß zu Notfallsituationen. Notfall- und Interventionsprotokolle dienen dazu, das medizinische Team durch die wichtigsten Schritte zu führen, um schnell und effektiv auf solche Krisen zu reagieren und gleichzeitig die Sicherheit des Patienten zu maximieren.

1. Ersteinschätzung :
   * **Vitale Stabilisierung:** Durch Priorisierung des ABC (Airway/Luftweg, Breathing/Atmung, Circulation).
   * **Schnelle Einschätzung:** Identifizieren Sie das Hauptproblem, notieren Sie die Vitalzeichen und beurteilen Sie den neurologischen Zustand.
   * **Kommunikation:** Sofort den Gefäßchirurgen oder den diensthabenden Facharzt benachrichtigen.
2. Akute arterielle Thrombose :
   * **Erkennung: Erkennen Sie** schnell die "5 P" (Pain, Pallor, Pulselessness, Paresthesia, Paralysis).
   * **Intervention:** Einleitung einer Antikoagulation, Vorbereitung des Patienten auf eine mögliche Notoperation zur Wiederherstellung des Blutflusses.
3. Ruptur eines Aneurysmas :
   * **Erkennen:** Starke Bauch- oder Rückenschmerzen, Blutdruckabfall, pulsierende Masse.
   * **Intervention:** Hämodynamische Stabilisierung, schnelle Vorbereitung auf einen chirurgischen oder endovaskulären Eingriff.
4. Lungenembolie :
   * **Erkennung:** Atemnot, Brustschmerzen, Synkope.
   * **Intervention:** Stabilisierung, Antikoagulation, Herzultraschall oder Thorax-CT je nach Situation

5. Mesenteriale Ischämie :
- **Erkennung:** Bauchschmerzen, die im Vergleich zur klinischen Untersuchung unverhältnismäßig groß sind, Laktatazidose.
- **Intervention:** Wiederbelebung, Antikoagulation, chirurgische oder endovaskuläre Intervention zur Wiederherstellung der Perfusion.

6. Postoperative Komplikationen :
- **Blutungen:** Überwachung der Drainagen, der Vitalzeichen und der Verbände.
- **Transplantat-Thrombose:** Überwachung des distalen Pulses und des durchbluteten Gebietes.
- **Infektionen:** Erkennen Sie frühe Anzeichen wie Fieber, Rötung oder Ausfluss.

7. Komplikationen im Zusammenhang mit dem Gefäßzugang :
- **Hämatom:** Kompression, Überwachung und ggf. Ultraschall.
- **Infektion:** Entfernung des Katheters, Kultur und Einleitung von Antibiotika.

8. Einrichten von Sonderausstattungen :
Einige Geräte, wie z. B. Pumpen zur Kreislaufunterstützung, erfordern spezielle Protokolle für den Fall von Fehlfunktionen oder Komplikationen.

9. Transfer und Transport :
Über Protokolle für die sichere Überweisung von Patienten zwischen Abteilungen oder an spezialisierte Zentren zur weiteren Behandlung verfügen.

10. Ausbildung und Simulationen :
Führen Sie regelmäßig Notfallsimulationen durch, um sicherzustellen, dass das gesamte Team mit den Protokollen vertraut ist und im Bedarfsfall schnell eingreifen kann.

Bei Notfällen in der Gefäßchirurgie kommt es vor allem auf Vorbereitung und schnelles Handeln an. Die standardisierten und regelmäßig aktualisierten Protokolle stellen sicher, dass das Ärzteteam in jeder kritischen Situation genau weiß, wie es handeln muss, um den bestmöglichen Ausgang für den Patienten zu gewährleisten.

Emotionale Unterstützung des Patienten und der Familie

Eine Gefäßoperation kann, wie andere medizinische Eingriffe auch, nicht nur für den Patienten, sondern auch für seine Familie eine Quelle intensiven Stresses sein. Die Vorfreude auf eine Operation, die Angst vor Komplikationen und die allgemeine Unbekanntheit des medizinischen Prozesses können überwältigend sein. Die Rolle des medizinischen Personals beschränkt sich nicht nur auf die technische Seite der Medizin, sondern umfasst auch die emotionale Unterstützung des Patienten und seiner Familie.

1. Die Bedeutung des Zuhörens :
Der erste Schritt zur emotionalen Unterstützung besteht darin, den Sorgen des Patienten und seiner Familie aktiv zuzuhören. So können Ängste und Befürchtungen erkannt und angemessen darauf reagiert werden.

2. Klare und transparente Informationen :
- **Präoperative Erklärungen: Erklären Sie** das Verfahren, seine Bedeutung, den erwarteten Nutzen und die potenziellen Risiken.
- **Update nach der Operation:** Informieren Sie über den Verlauf der Operation, die Ergebnisse und die nächsten Schritte.

3. Verfügbarkeit und Anwesenheit :
Mitarbeiter, die erreichbar sind, um Fragen zu beantworten oder einfach nur da zu sein, wenn der Patient oder seine Familie jemanden zum Reden braucht, sind von grundlegender Bedeutung.

4. Besuche anregen :
Die Anwesenheit von Angehörigen kann ein starkes Mittel gegen Angstzustände sein. Die Förderung von Besuchen innerhalb der Grenzen der Krankenhausprotokolle kann für das emotionale Wohlbefinden des Patienten vorteilhaft sein.

5. Teamtraining in empathischer Kommunikation :
Das Personal sollte darin geschult werden, auf empathische Weise zu kommunizieren, Verständnis und Mitgefühl zu zeigen und die Sorgen des Patienten nicht herunterzuspielen.

6. Erholungsräume für Familien :
Spezielle Räume, in denen Familien sich ausruhen, neue Kräfte sammeln und einen Moment der Ruhe haben können, sind von entscheidender Bedeutung.

7. Ziehen Sie bei Bedarf Spezialisten hinzu :
Psychologen, Sozialarbeiter oder Seelsorger können je nach den individuellen Bedürfnissen fachkundige Unterstützung leisten.

8. Selbsthilfegruppen :
Selbsthilfegruppen für Patienten und Familien, die ähnliche Erfahrungen machen, können Trost und Ermutigung spenden.

9. Respekt für Kultur und Glauben :
Die kulturellen und religiösen Überzeugungen des Patienten und seiner Familie zu erkennen und zu respektieren ist entscheidend, um ihnen eine angemessene Unterstützung zu bieten.

10. Vorbereitung auf die Rückkehr nach Hause :
Erklären Sie ausführlich die postoperative Versorgung, die Warnzeichen und stellen Sie Ressourcen für die emotionale Unterstützung nach der Entlassung aus dem Krankenhaus zur Verfügung.

11. Feedback :
Nach der Entlassung kann ein Folgetermin, bei dem nicht nur der medizinische Zustand des Patienten beurteilt,

sondern auch die erlebten emotionalen Aspekte angesprochen werden, von Vorteil sein.

Eine Operation ist nicht nur eine körperliche Erfahrung. Sie berührt tief den Geist und die emotionale Ebene der Patienten und ihrer Umgebung. Wenn man emotionale Unterstützung in den Behandlungspfad integriert, fördert man nicht nur die körperliche Heilung, sondern auch das psychologische Wohlbefinden aller Beteiligten.

Kapitel 8:
INTERPROFESSIONELLE KOMMUNIKATION

Zusammenarbeit mit Chirurgen, Anästhesisten und Technikern

Die Welt der Gefäßchirurgie ist von Natur aus interdisziplinär. Der Erfolg der Verfahren, von der Diagnose bis zur Behandlung, hängt von der harmonischen Zusammenarbeit zwischen verschiedenen Gesundheitsfachkräften ab. Diese dynamische Interaktion ist weit davon entfernt, ein bloßes berufliches Nebeneinander zu sein, sondern ist die Essenz einer optimalen Patientenversorgung.

1. Die Dynamik des Teams :
Jedes Mitglied, vom Chirurgen über den Anästhesisten bis hin zum Krankenpfleger und Techniker, bringt ein einzigartiges Fachwissen ein. Diese berufliche Komplementarität ist die Grundlage für eine sichere und effiziente Behandlung.

2. Die präoperative Vorbereitung :
- **Mit dem Chirurgen:** Der Krankenpfleger arbeitet mit, um den Patienten vorzubereiten und sicherzustellen, dass alle notwendigen Untersuchungen durchgeführt wurden und der Patient richtig aufgeklärt wurde.
- **Mit dem Anästhesisten:** Eine präanästhetische Beurteilung ist entscheidend, um Risiken zu antizipieren und eine optimale Sedierung oder Anästhesie zu gewährleisten.

3. Während der Intervention :
- **Synchronisation mit dem Chirurgen:** Der Krankenpfleger stellt die benötigten Instrumente

bereit, antizipiert die Operationsschritte und kann bei der Bewältigung von Notfällen helfen.

- **Interaktion mit dem Anästhesisten:** Überwachung des Wohlbefindens des Patienten, Kommunikation über den Bedarf an Flüssigkeiten, Medikamenten oder Transfusionen.
- **Mit dem Techniker:** Sicherstellen, dass die Ausrüstung funktionstüchtig, steril und verfügbar ist.

4. Postoperativ :
Der Krankenpfleger fungiert als Brücke zwischen dem schlafenden oder halbbewussten Patienten und den Spezialisten und gewährleistet die Kontinuität der Pflege und die Überwachung.

5. Protokolle und Verfahren :
Die Standardisierung von Verfahren, die klar verständlich sind und von allen akzeptiert werden, fördert eine reibungslose Zusammenarbeit.

6. Regelmäßige Treffen und Schulungen :
Regelmäßige Treffpunkte, um Fälle zu besprechen, Feedback auszutauschen oder sogar an gemeinsamen Schulungen teilzunehmen, stärken den Zusammenhalt des Teams.

7. Offene Kommunikation :
Ein Umfeld, in dem sich jedes Mitglied frei fühlt, seine Bedenken, Vorschläge oder Fragen zu äußern, ist entscheidend für die Vermeidung von Fehlern und die Gewährleistung einer optimalen Versorgung.

8. Gegenseitiger Respekt :
Die traditionelle medizinische Hierarchie entwickelt sich hin zu einem stärker teamorientierten Ansatz. Den Beitrag jedes Mitglieds, unabhängig von seinem Titel, anzuerkennen und zu würdigen, ist von entscheidender Bedeutung.

9. Notfallszenarien :
In kritischen Momenten ist eine effiziente Zusammenarbeit zwischen allen Beteiligten von entscheidender Bedeutung. Notfallsimulationen können durchgeführt werden, um das

Team zu schulen, in solchen Situationen zusammenzuarbeiten.

10. Konstruktives Feedback :
Die Möglichkeit, Feedback zu erhalten, sei es positiv oder negativ, ermöglicht es jedem Teammitglied, sich ständig zu verbessern.

Die Zusammenarbeit in der Gefäßchirurgie ist kein Luxus, sondern eine Notwendigkeit. Sie stellt sicher, dass der Patient die bestmögliche Versorgung erhält, indem sie das kollektive Fachwissen in einem perfekt synchronisierten Tanz aus abgestimmten Bemühungen mobilisiert.

Informationen teilen mit Paramedizinern

Der Informationsaustausch mit dem paramedizinischen Team ist ein wesentlicher Pfeiler der Behandlung in der Gefäßchirurgie. Das paramedizinische Personal, darunter Krankenpfleger, Labortechniker, Pflegehelfer und andere Spezialisten, spielt eine wichtige Rolle im Pflegekontinuum. Eine effektive Kommunikation mit ihnen gewährleistet die Sicherheit des Patienten, die Wirksamkeit der Interventionen und das allgemeine Wohlbefinden des Patienten.

1. Bedeutung der Informationsvermittlung :
Ausgelassene, unvollständige oder falsche Informationen können zu medizinischen Fehlern, Verzögerungen bei der Behandlung oder schlechter Koordination führen.

2. Krankenakten und Berichte :
Die regelmäßige Aktualisierung von Krankenakten, Beobachtungen und Berichten stellt sicher, dass alle Beteiligten Zugang zu den aktuellsten Informationen über den Patienten haben.

3. Tägliche Briefings :

Bei den Übergabebesprechungen, die häufig beim Schichtwechsel stattfinden, wird das Team über den Zustand der Patienten, geplante Maßnahmen und besondere Anliegen auf den neuesten Stand gebracht.

4. Kommunikationsmittel :

Der Einsatz digitaler Hilfsmittel, wie z. B. Krankenhausinformationssysteme, kann den Austausch relevanter Informationen in Echtzeit erleichtern.

5. Bildung und Ausbildung :

Organisation von Schulungen für paramedizinische Fachkräfte zu den Besonderheiten der Gefäßchirurgie, den Warnzeichen und den wichtigsten Verfahren.

6. Klare Protokolle :

Das Einführen standardisierter Protokolle für alltägliche Situationen stellt sicher, dass alle Beteiligten wissen, wie sie einheitlich handeln müssen.

7. Feedback von Paramedizinern :

Wenn Sie das paramedizinische Team dazu ermutigen, Feedback zu geben, Fragen zu stellen und ihre Beobachtungen mitzuteilen, kann dies die Qualität der Pflege verbessern und die Zusammenarbeit stärken.

8. Koordination mit Spezialisten :

Die Gefäßchirurgie erfordert häufig die Beteiligung anderer Fachrichtungen (Radiologie, Kardiologie usw.). Sicherzustellen, dass die Paramediziner über Empfehlungen oder Interventionen dieser Spezialisten informiert sind, ist von entscheidender Bedeutung.

9. Vorbereitung auf die Intervention :

Die Angabe von Einzelheiten über die Art des Eingriffs, die besonderen Bedürfnisse des Patienten und mögliche Komplikationen ermöglicht es dem paramedizinischen Personal, die Operationsumgebung angemessen vorzubereiten.

10. Notfallmanagement :
Legen Sie klare Kommunikationsprotokolle für Notfälle fest, um ein schnelles und koordiniertes Eingreifen zu gewährleisten.

11. Wahrung der Vertraulichkeit :
Alle gemeinsam genutzten Informationen müssen die Vertraulichkeit des Patienten wahren und dürfen nur an die direkt an der Behandlung beteiligten Gesundheitsfachkräfte weitergegeben werden.

Eine effektive und transparente Kommunikation mit den paramedizinischen Fachkräften ist entscheidend für eine ganzheitliche Betreuung in der Gefäßchirurgie. Sie stärkt nicht nur die Qualität der Versorgung, sondern auch das Vertrauen und die Zusammenarbeit zwischen den verschiedenen Beteiligten.

Navigieren in Situationen schwierigen Kommunikationssituationen

In der Gefäßchirurgie kann es, wie in anderen medizinischen Fachbereichen auch, zu heiklen Kommunikationssituationen kommen. Ob es nun darum geht, eine unerwartete Diagnose zu verkünden, die Erwartungen eines ängstlichen Patienten zu erfüllen oder Konflikte innerhalb des Teams zu lösen - es ist von entscheidender Bedeutung, mit Takt und Einfühlungsvermögen zu navigieren.

1. Erkennen der Schwierigkeit :
Der erste Schritt besteht darin, zu erkennen, dass eine Situation komplex ist. Ob es sich um ein Missverständnis, eine schlechte Nachricht, die überbracht werden muss, oder Spannungen im Team handelt, das Erkennen ist der erste Schritt zu einer Lösung.

2. Aktives Zuhören :

Ein offenes Ohr zu haben hilft nicht nur, die Ursache des Problems zu verstehen, sondern zeigt der anderen Partei auch, dass ihre Bedenken ernst genommen werden.

3. Empathie und Mitgefühl :

Sich in die Lage des anderen zu versetzen, sei es ein Patient, ein Familienmitglied oder ein Kollege, hilft dabei, einfühlsamere und angemessenere Antworten zu formulieren.

4. Klarstellung :

Wenn die Quelle der Schwierigkeiten ein Missverständnis ist, ist es entscheidend, um Klärung zu bitten. Stellen Sie offene Fragen, um ein klareres Bild der Situation zu erhalten.

5. Einfache Sprache :

Besonders im medizinischen Bereich ist es entscheidend, sicherzustellen, dass der Patient und seine Familie die Informationen richtig verstehen. Vermeiden Sie medizinischen Fachjargon und achten Sie darauf, dass Ihre Erklärungen verständlich sind.

6. Umgang mit den eigenen Emotionen :

Es ist ganz natürlich, dass man in angespannten Situationen Emotionen empfindet. Es ist jedoch entscheidend, sie zu erkennen und zu steuern, damit sie die Kommunikation nicht behindern.

7. Um Hilfe bitten :

In manchen Situationen kann es von Vorteil sein, einen Mediator hinzuzuziehen, sei es ein Kollege, ein Supervisor oder sogar ein in Mediation ausgebildeter Fachmann.

8. Lösungen anbieten :

Anstatt sich nur auf das Problem zu konzentrieren, sollten Sie versuchen, gemeinsam an Lösungen zu arbeiten. Das kann helfen, die Aufmerksamkeit von negativen Emotionen abzulenken und das Gespräch auf einen positiven Ausgang zu lenken.

9. Einen Schritt zurücktreten :

Wenn eine Situation zu angespannt wird, kann es hilfreich sein, eine Pause einzulegen. So können Sie sich sammeln, überlegen, wie Sie am besten vorgehen und die Situation mit einer erfrischten Perspektive angehen.

10. Bildung und Ausbildung :

Ziehen Sie die Möglichkeit in Betracht, an Schulungen in Kommunikation, Konfliktlösung oder Seelsorge teilzunehmen, um Ihre Kommunikationsfähigkeiten in schwierigen Situationen zu verbessern.

Jede schwierige Kommunikationssituation ist einzigartig, und es gibt keine allgemeingültige Lösung. Mit einem einfühlsamen, überlegten und proaktiven Ansatz kann man jedoch in den meisten dieser Situationen erfolgreich navigieren - zum Nutzen des Patienten, des Teams und des Pflegenden selbst.

Kapitel 9:
AKTUALISIEREN
UND TECHNOLOGISCHE INNOVATIONEN

Neueste Fortschritte
in der vaskulären Bildgebung

Die Gefäßbildgebung ist ein sich ständig weiterentwickelnder Bereich, der durch technologische Fortschritte und wissenschaftliche Innovationen vorangetrieben wird. Diese jüngsten Entwicklungen zielen darauf ab, die Genauigkeit der Diagnose zu verbessern, die Invasivität der Verfahren zu verringern und die Sicherheit für die Patienten zu erhöhen. Hier sind einige der wichtigsten Fortschritte in diesem Bereich:

- **Computertomographie-Angiographie (Angio-CT)**: Obwohl die Angio-CT nicht neu ist, haben die jüngsten Verbesserungen der Algorithmen und Maschinen zu Bildern mit höherer Auflösung geführt, während gleichzeitig die Strahlendosis für die Patienten gesenkt wurde.
- **Magnetresonanzangiografie (MRA)**: Bei der MRA, die mit Magnetwellen statt mit Röntgenstrahlen arbeitet, sind deutliche Verbesserungen in Bezug auf die Geschwindigkeit und Klarheit der Bilder zu verzeichnen. Sie ist besonders nützlich für Patienten, bei denen die Strahlenbelastung minimiert werden muss.
- **Optische Kohärenztomographie (OCT)** : Diese Technik liefert mikroskopische Bilder der Gefäße und ermöglicht es, Anomalien in einem sehr frühen Stadium zu erkennen oder heikle Eingriffe zu steuern.
- **Bildfusionstechniken**: Durch die Kombination verschiedener Bildgebungsmodalitäten (z. B.

Ultraschall und Fluoroskopie) liefern diese Techniken ein vollständiges und detailliertes Bild des interessierenden Bereichs und unterstützen die Kliniker bei geführten Eingriffen.

- **Elastografie**: Diese Technik misst die Steifigkeit des Gewebes und bietet wertvolle Informationen über die Gefäßgesundheit und das potenzielle Risiko eines Aneurysmas.
- **Molekulare Bildgebung**: Dies ist eine spannende Forschungsgrenze, die darauf abzielt, spezifische molekulare Prozesse im Inneren von Gefäßen sichtbar zu machen, wodurch eine Früherkennung von Gefäßerkrankungen auf molekularer Ebene ermöglicht wird.
- **Technologie zur Reduzierung der Strahlung** : Die neuen Bildgebungssysteme sind mit fortschrittlichen Technologien ausgestattet, die die Strahlendosis für die Patienten minimieren und gleichzeitig die Bildqualität erhalten.
- **Software für fortgeschrittene Analysen**: Dank künstlicher Intelligenz und maschinellem Lernen kann Software heute dabei helfen, automatisch Anomalien zu erkennen, den Blutfluss zu schätzen oder sogar das Risiko bestimmter Gefäßerkrankungen vorherzusagen.
- **Dreidimensionale (3D) Bildgebungstechniken und Augmented Reality**: Diese Techniken bieten eine dreidimensionale Visualisierung von Gefäßstrukturen und erleichtern die Planung und Durchführung von Eingriffen.
- **Mikrokameras und Gefäßendoskopie**: Kleine Geräte, die in der Lage sind, in den Gefäßen zu navigieren und eine detaillierte Innenansicht zu liefern, die für gezielte Eingriffe nützlich sind.

Diese Fortschritte sind zwar faszinierend, aber nur die Spitze des Eisbergs. Der Bereich der Gefäßbildgebung entwickelt sich weiter und verspricht noch genauere, schnellere und weniger invasive Techniken für die Patienten. Für diejenigen, die im medizinischen Bereich arbeiten, ist es von entscheidender Bedeutung, sich über neue Techniken und Technologien auf dem Laufenden zu halten, um die bestmögliche Versorgung zu gewährleisten.

Simulationen und virtuelles Training für Krankenpfleger

Im Zeitalter der Digitalisierung und fortschrittlicher Technologien hat sich die Ausbildung in der Krankenpflege stark verändert. Simulationen und virtuelles Lernen haben sich als wesentliche Instrumente herauskristallisiert, um eine praktische Ausbildung ohne die mit realen klinischen Situationen verbundenen Risiken anzubieten. Schauen wir uns an, wie diese Methoden die Krankenpflegerausbildung revolutionieren.

1. Vorteile von Simulationen :
   - **Lernen ohne Risiko:** Die Schülerinnen und Schüler können komplexe Verfahren oder den Umgang mit Notfällen üben, ohne echte Patienten zu gefährden.
   - **Wiederholung:** Simulationen ermöglichen es, ein Verfahren so oft wie nötig zu wiederholen, was die Beherrschung und das Vertrauen fördert.
   - Sofortiges **Feedback:** Simulationssysteme bieten häufig Feedback in Echtzeit, sodass die Schülerinnen und Schüler ihre Fehler sofort korrigieren können.
2. Arten von Simulationen :
   - **High-Fidelity-Mannequins:** Diese Schaufensterpuppen geben die menschlichen physiologischen Reaktionen naturgetreu wieder und bieten so ein realistisches Erlebnis der Patientenversorgung.

- **Simulationen auf der Grundlage der virtuellen Realität:** Durch die Verwendung von VR-Brillen können die Schülerinnen und Schüler in eine virtuelle Krankenhausumgebung eintauchen, Fertigkeiten üben und mit virtuellen Patienten interagieren.
- **Serious Games und Bildungsanwendungen:** Für den Bildungsbereich entwickelte Spiele ermöglichen Lernen mit Spaß und verstärken das Engagement der Schülerinnen und Schüler.

3. Virtuelle Bildung :
- **Online-Lernplattformen:** Kurse, Module und Workshops sind überall und jederzeit zugänglich und bieten den Schülern Flexibilität.
- **Webinare und virtuelle Konferenzen:** Fachexperten können ihr Wissen mit Schülern aus der ganzen Welt teilen und so geografische Barrieren überwinden.
- **Augmented Reality:** Durch die Überlagerung der realen Umgebung mit digitalen Informationen bietet sie eine erweiterte Lernerfahrung.

4. Bewertung und Feedback :
- **Videoaufzeichnungen:** Simulationssitzungen können aufgezeichnet und für eine detaillierte Auswertung angeschaut werden.
- **Künstliche Intelligenz:** Einige fortschrittliche Systeme nutzen KI, um genaues und personalisiertes Feedback zu den Leistungen der Schüler zu geben.

5. Herausforderungen und Überlegungen :
- **Kosten:** Die Anfangsinvestition in die Simulationstechnologie kann hoch sein, obwohl die langfristigen Vorteile die Kosten oft rechtfertigen.
- **Ausbildung der** Lehrkräfte: Um die Wirksamkeit von Simulationen zu maximieren, müssen die Lehrkräfte selbst für den Einsatz dieser Instrumente ausgebildet werden.
- **Ergänzung, nicht Ersatz:** Simulationen bieten zwar enorme Vorteile, sollten aber die tatsächliche klinische Erfahrung nicht vollständig ersetzen.

Simulationen und virtuelles Lernen bereichern die Krankenpflegerausbildung und bieten praktische Erfahrungen in einer kontrollierten Umgebung. Durch die Integration dieser modernen Werkzeuge mit traditionellen Lehrmethoden können wir die nächste Generation von Krankenpflegern darauf vorbereiten, in einer sich ständig verändernden medizinischen Welt außergewöhnliche Pflegeleistungen zu erbringen.

Telechirurgie und Telemedizin in der Gefäßchirurgie

Telechirurgie und Telemedizin stellen eine Verschmelzung von Medizintechnik und Informatik dar und eröffnen neue Horizonte für die Patientenversorgung. Im Bereich der Gefäßchirurgie versprechen diese Fortschritte einen besseren Zugang zur Versorgung, eine höhere Präzision der Eingriffe und eine bessere Ausbildung der Fachkräfte.

1. Telechirurgie :
- **Definition:** Telechirurgie bezieht sich auf die Durchführung von chirurgischen Eingriffen aus der Ferne mithilfe von Robotern, die von Chirurgen über eine sichere Internetverbindung gesteuert werden.
- Vorteile :
  - **Erweiterter Zugang:** Ermöglicht Patienten in abgelegenen Gebieten den Zugang zu spezialisierten Chirurgen.
  - **Höhere Genauigkeit:** Chirurgische Roboter können äußerst präzise Bewegungen ausführen, wodurch das Risiko von Fehlern verringert wird.
  - **Geringere Ermüdung des Chirurgen:** Längere Eingriffe können weniger anstrengend sein, wenn der Chirurg einen Roboter steuert.

70

- Herausforderungen :
  - **Abhängigkeit von der Technologie:** Jede technologische Fehlfunktion kann ein Risiko darstellen.
  - **Schulung:** Chirurgen müssen für die Verwendung dieser Systeme geschult werden.
  - **Kosten:** Die Anfangsinvestition für die Roboterausrüstung ist hoch.

2. Telemedizin in der Gefäßchirurgie :
  - **Fernkonsultationen:** Gefäßchirurgen können Patienten an entfernten Standorten über Videokonferenzplattformen beurteilen, diagnostizieren und beraten.
  - **Postoperative Überwachung:** Die Telemedizin ermöglicht es, Patienten nach einem Eingriff zu überwachen, die Wundheilung zu beurteilen und mögliche Komplikationen zu erkennen, ohne dass häufige Reisen erforderlich sind.
  - **Medizinische Zusammenarbeit:** Chirurgen können aus der Ferne mit anderen Fachärzten zusammenarbeiten, um komplexe Fälle zu besprechen und Behandlungspläne zu erstellen.
  - **Aus- und Weiterbildung:** Die Telemedizin bietet auch Möglichkeiten zur Weiterbildung für Chirurgen und medizinische Teams.

3. Zukünftige Implikationen :
  - **Ausweitung des Zugangs:** Mit der Demokratisierung der Technologie könnten immer mehr Patienten auf der ganzen Welt Zugang zu spezialisierter Versorgung erhalten.
  - **Technologische Innovationen:** Zukünftige Fortschritte könnten eine bessere Haptik für die Telechirurgie, Augmented Reality für die Visualisierung von Blutgefäßen und künstliche Intelligenz zur Unterstützung der Diagnose umfassen.
  - **Standards und Vorschriften :** In dem Maße, wie sich diese Technologien verbreiten, wird es von

entscheidender Bedeutung sein, Standards festzulegen, um die Sicherheit der Patienten zu gewährleisten.

Telechirurgie und Telemedizin in der Gefäßchirurgie stellen eine vielversprechende Verschmelzung von Technologie und Medizin dar. Während sich diese Methoden weiterentwickeln, haben sie das Potenzial, die Art und Weise der Gesundheitsversorgung zu verändern und die Gefäßchirurgie für Patienten auf der ganzen Welt zugänglicher und präziser zu machen.

Kapitel 10:
UMGANG MIT RISIKEN
UND PATIENTENSICHERHEIT

Erkennen und antizipieren
potenzielle Gefahren

Die Gefäßchirurgie ist zwar ein wesentlicher Bestandteil der modernen Medizin, birgt aber auch eine Reihe potenzieller Gefahren. Um die Sicherheit der Patienten und den reibungslosen Ablauf der Eingriffe zu gewährleisten, ist es von entscheidender Bedeutung, diese Risiken zu erkennen und zu antizipieren.

1. Identifizierung der Gefahren :
   * **Blutungen:** Ein allgegenwärtiges Risiko in der Chirurgie, vor allem wenn an Blutgefäßen operiert wird. Eine unkontrollierte Blutung kann schwerwiegende Folgen haben.
   * **Thrombose und Embolie:** Nach einer Operation können sich Blutgerinnsel bilden, die lebenswichtige Blutgefäße blockieren können.
   * **Infektionen:** Jeder chirurgische Eingriff setzt den Patienten dem Risiko einer Infektion aus, sei es lokal (an der Einschnittstelle) oder systemisch.
   * **Nervenschäden:** Nerven in der Nähe der Operationsstellen können geschädigt werden, was zu Schmerzen, Taubheitsgefühlen oder Funktionsverlust führt.
   * **Anästhesiekomplikationen:** Zu den ungünstigen Reaktionen auf eine Anästhesie können Allergien, Atemprobleme oder Auswirkungen auf das Herz-Kreislauf-System gehören.
   * **Versagen des Transplantats oder des Stents :** Wenn fremde Materialien wie Stents in den Körper

eingebracht werden, besteht die Gefahr der Abstoßung oder des Versagens.

2. Antizipation und Prävention :

- **Ausführliche präoperative Beurteilung:** Eine sorgfältige Beurteilung des Patienten, einschließlich seiner Krankengeschichte, seiner chirurgischen Vorgeschichte und seiner besonderen Risiken, ist von entscheidender Bedeutung.

- **Sorgfältige Operationsplanung:** Eine genaue Planung des Eingriffs mit hochwertigen Bildern und Gefäßkartierung sorgt dafür, dass es während der Operation weniger Überraschungen gibt.

- **Atraumatische Techniken:** Verwendung von Instrumenten und Techniken, die das Trauma für Gewebe und Gefäße minimieren.

- **Prophylaktische Antibiotika:** In einigen Fällen kann die Verabreichung von Antibiotika vor der Operation das Infektionsrisiko verringern.

- **Postoperative Überwachung:** Eine genaue Beobachtung nach dem Eingriff ermöglicht es, mögliche Komplikationen schnell zu erkennen und zu behandeln.

- **Kontinuierliche Fortbildung:** Stellen Sie sicher, dass Chirurgen und das medizinische Team regelmäßig in den neuesten Techniken, Technologien und Sicherheitsprotokollen geschult werden.

- **Vorbereitung auf Notfälle: Verfügen Sie** über klare Protokolle für Notfälle, wie z. B. Blutungen, und stellen Sie sicher, dass das gesamte Team in der Umsetzung dieser Protokolle geschult ist.

Zwar wird anerkannt, dass die Gefäßchirurgie wie jeder medizinische Eingriff mit Risiken verbunden ist, doch können eine gründliche Vorbereitung, umfassende Kenntnisse und eine sorgfältige Überwachung erheblich dazu beitragen, diese Gefahren zu minimieren.

Sicherheitsprotokolle und Checklisten

Sicherheitsprotokolle und Checklisten sind entscheidend für die Sicherheit von Patienten und medizinischem Personal in der Gefäßchirurgie. Sie dienen dazu, Verfahren zu standardisieren, Versäumnisse zu minimieren und eine einheitliche Vorgehensweise bei jedem Eingriff zu gewährleisten.

1. Vor der Intervention :
   - Präoperative Bewertung :
     - Sammeln Sie die Krankengeschichte des Patienten.
     - Eine körperliche Untersuchung durchführen.
     - Führen Sie relevante Labortests durch (z. B. Gerinnungstests).
     - Überprüfen Sie die Anamnese auf Allergien, insbesondere gegen die Anästhesie oder spezielle Medikamente.
     - Beurteilen Sie die Notwendigkeit einer Antibiotikaprophylaxe.
   - Informierte Zustimmung :
     - Sicherstellen, dass der Patient über die Risiken, Vorteile und Alternativen des Eingriffs aufgeklärt wurde.
     - Erhalten und dokumentieren Sie die unterschriebene Einverständniserklärung.
   - Vorbereitung der Operationsstelle :
     - Rasieren, wenn nötig.
     - Reinigung und Desinfektion des Ortes.
2. Während der Intervention :
   - Sicherheitscheckliste für den Operationssaal (angelehnt an das WHO-Protokoll) :
     - Vor der Einleitung der Anästhesie: Überprüfen Sie die Identität des Patienten, die Art des geplanten Eingriffs und den Ort der Operation.

- Vor dem Hautschnitt: Bestätigen Sie alle Einzelheiten des Eingriffs, stellen Sie sicher, dass das Team bereit ist, und bestätigen Sie, dass alle erforderlichen Materialien vorhanden und funktionsfähig sind.
- Bevor der Patient den Operationssaal verlässt: Überprüfen Sie die Unversehrtheit der Nähte, zählen Sie Instrumente und Kompressen, notieren Sie alle Komplikationen und besprechen Sie die Empfehlungen für die Zeit nach der Operation.
- Anästhesiemanagement :
  - Kontinuierliche Überwachung der Vitalzeichen.
  - Verabreichung und Überwachung von Anästhesiemedikamenten
  - Stellen Sie sicher, dass der Patient ausreichend mit Sauerstoff versorgt und beatmet wird.
3. Nach der Intervention :
  - Postoperative Überwachung :
    - Vitalzeichen überwachen.
    - Beurteilen Sie die Schmerzen und verabreichen Sie ggf. Analgetika.
    - Verfolgen Sie Blutungen oder andere Absonderungen an der Operationsstelle.
    - Beurteilen Sie die distale Gefäßfunktion (Puls, Farbe, Temperatur).
  - Wundversorgung :
    - Überprüfen Sie die Wunde regelmäßig auf Anzeichen einer Infektion.
    - Wechseln Sie die Verbände gemäß den Richtlinien oder wenn sie verschmutzt sind.
  - Nachbesprechung mit dem Team :
    - Besprechen Sie alle Probleme oder Komplikationen, die während des Eingriffs aufgetreten sind.
    - Prüfen Sie, was gut gelaufen ist, und ermitteln Sie Bereiche, in denen Verbesserungen möglich sind.

Diese Protokolle und Checklisten sind nur ein Beispiel dafür, was in der Gefäßchirurgie verwendet werden kann. Es ist von entscheidender Bedeutung, dass jede medizinische Einrichtung diese Listen an ihre spezifischen Bedürfnisse, die durchgeführten Eingriffe und die verfügbaren Ressourcen anpasst. Regelmäßige Schulungen und Aktualisierungen sind ebenfalls von entscheidender Bedeutung, um sicherzustellen, dass alle Mitarbeiter über die besten Praktiken und Verfahren im Bereich der Sicherheit Bescheid wissen.

Die Rolle des Krankenpflegers bei der Verbesserung der Pflegequalität

Der Krankenpfleger spielt eine zentrale und unverzichtbare Rolle bei der Bereitstellung und Verbesserung der Patientenversorgung. Durch ihre einzigartige Position an der Schnittstelle zwischen Ärzten, Patienten, Angehörigen und anderen Gesundheitsfachkräften kann sie einen wesentlichen Beitrag zur Qualität der Versorgung leisten. Hier finden Sie eine detaillierte Erkundung dieser entscheidenden Rolle.

1. Kontinuierliche Bewertung der Bedürfnisse des Patienten :
   - Durch ihre ständige Anwesenheit bei den Patienten beurteilen die Krankenpfleger regelmäßig den Zustand der Patienten und stellen jede Veränderung ihres physischen oder psychischen Zustands fest.
   - Diese kontinuierliche Bewertung ermöglicht es, die sich ändernden Bedürfnisse der Patienten vorauszusehen und schnell darauf zu reagieren.
2. Förderung der Patientensicherheit :
   - Der Krankenpfleger sorgt für die Sicherheit des Patienten, indem er z. B. dafür sorgt, dass

Medikamente richtig verabreicht werden oder dass das Risiko eines Sturzes minimiert wird.
- Sie sind oft die ersten, die potenzielle Fehler oder Anomalien im Pflegeprozess bemerken und melden.

3. Koordination der Pflege :
- Der Krankenpfleger koordiniert die Maßnahmen der verschiedenen an der Behandlung eines Patienten beteiligten Gesundheitsfachkräfte und gewährleistet so einen harmonischen multidisziplinären Ansatz.

4. Aufklärung des Patienten und der Familie :
- Patienten und ihre Familien über Krankheiten, Behandlungen, postoperative Versorgung und Prävention zu informieren, ist eine Schlüsselfunktion des Krankenpflegers.
- Diese Aufklärung trägt dazu bei, die Therapietreue zu verbessern und die Patienten für das Management ihrer Gesundheit zu befähigen.

5. Plädoyer für die Bedürfnisse des Patienten :
- Der Krankenpfleger setzt sich für die Interessen und Bedürfnisse der Patienten ein und stellt sicher, dass ihre Stimmen gehört und ihre Rechte geachtet werden.

6. Teilnahme an der klinischen Forschung :
- Viele Krankenpfleger engagieren sich in der Forschung und tragen so zur Verbesserung der evidenzbasierten Praxis und zu Innovationen in der Pflege bei.

7. Beitrag zu Ausbildung und Mentoring :
- Erfahrene Krankenpfleger spielen eine entscheidende Rolle bei der Ausbildung und Anleitung der neuen Generation von Krankenpflegern und sorgen so für eine kontinuierliche Weitergabe der besten Praktiken.

8. Verbesserung der Prozesse :
- Aufgrund ihrer täglichen Erfahrung erkennen Krankenpfleger häufig Verbesserungsbereiche in Pflegeprotokollen und -prozessen und können aktiv an deren Optimierung mitwirken.

9. Kommunikation und Zusammenarbeit :
- Krankenpfleger fördern eine offene Kommunikation zwischen Patienten, Familien und medizinischen Teams und stellen so sicher, dass alle Beteiligten informiert und in den Pflegeprozess einbezogen werden.

10. Emotionale Unterstützung :
- Neben der körperlichen Pflege leistet der Krankenpfleger psychologische und emotionale Unterstützung für die Patienten und ihre Familien, wodurch die menschliche Dimension der Pflege gestärkt wird.

Die Rolle des Krankenpflegers geht weit über die bloße Erbringung technischer Pflegeleistungen hinaus. Er oder sie ist eine zentrale Säule der Pflegequalität und gewährleistet nicht nur die Sicherheit und das Wohlergehen der Patienten, sondern auch die Effizienz und Menschlichkeit des gesamten Gesundheitssystems.

Kapitel 11:
PHARMAKOLOGIE
IN DER GEFÄßCHIRURGIE

Häufig verwendete Medikamente und ihr Wirkungsmechanismus

Medikamente sind Verbindungen, die zur Behandlung, Vorbeugung oder Diagnose von Krankheiten entwickelt wurden. Sie haben verschiedene Wirkungsmechanismen, die bestimmen, wie sie im Körper wirken. Hier ist eine Liste einiger häufig verwendeter Medikamentenklassen und ihrer Wirkungsmechanismen :

- Antibiotika (wie Penicillin) :
    - Mechanismus: Sie töten oder hemmen das Wachstum von Bakterien. Einige funktionieren, indem sie die Zellwand der Bakterien stören, während andere ihre Fähigkeit, Proteine zu synthetisieren oder ihre DNA zu kopieren, hemmen.
- Nichtsteroidale Entzündungshemmer (NSAIDs wie Ibuprofen) :
    - Mechanismus: Sie hemmen Enzyme (hauptsächlich Cyclooxygenase), die für die Produktion von Prostaglandinen verantwortlich sind, Moleküle, die bei Entzündungen und Schmerzen eine Rolle spielen.
- Statine (wie Atorvastatin) :
    - Mechanismus: Sie hemmen ein Enzym (HMG-CoA-Reduktase), das für die Produktion von Cholesterin durch die Leber notwendig ist, und senken so den Cholesterinspiegel im Blut.

- Antikoagulantien (wie Warfarin) :
  - Mechanismus: Sie verhindern die Blutgerinnung, indem sie in die Gerinnungskaskade oder andere Blutfaktoren eingreifen.
- Antivirale Mittel (wie Oseltamivir) :
  - Mechanismus: Sie hemmen die Fähigkeit von Viren, in Zellen einzudringen, sich zu replizieren oder neue Viruspartikel zusammenzusetzen und freizusetzen.
- Antihypertensiva (wie Beta-Blocker) :
  - Mechanismus: Sie wirken, indem sie die Blutgefäße entspannen, das Blutvolumen reduzieren oder die Kraft und Geschwindigkeit der Herzkontraktion verringern und so zu einer Senkung des Blutdrucks führen.
- Antidiabetika (wie Metformin) :
  - Mechanismus: Sie erhöhen die Insulinempfindlichkeit, stimulieren die Insulinfreisetzung oder verringern die Glukoseproduktion der Leber.
- Antipsychotika (wie Risperidon) :
  - Mechanismus: Sie modulieren die Aktivität bestimmter Neurotransmitter im Gehirn, vor allem Dopamin und Serotonin.
- Antidepressiva (wie selektive Serotonin-Wiederaufnahmehemmer, SSRI) :
  - Mechanismus: Sie erhöhen die Verfügbarkeit bestimmter Neurotransmitter im Gehirn, hauptsächlich Serotonin, indem sie deren Wiederaufnahme in die Synapsen hemmen.
- Opiate (wie Morphin) :
- Mechanismus: Sie wirken auf die Opioidrezeptoren im Gehirn, um die Schmerzwahrnehmung zu verringern.

Diese Liste ist bei weitem nicht vollständig, da es Tausende von Medikamenten gibt, von denen jedes seinen eigenen Wirkungsmechanismus hat. Bevor Sie ein Medikament einnehmen, sollten Sie immer unbedingt einen Arzt konsultieren, um die Wirkung, den Wirkmechanismus und mögliche Wechselwirkungen mit anderen Medikamenten zu verstehen.

Wechselwirkungen mit Medikamenten und Nebenwirkungen

Wenn mehrere Medikamente gleichzeitig eingenommen werden, können sie auf vorhersehbare oder unvorhersehbare Weise miteinander interagieren. Diese Wechselwirkungen können die Wirksamkeit der Medikamente beeinträchtigen oder das Risiko von Nebenwirkungen erhöhen.

Wechselwirkungen mit Medikamenten :
- Pharmakodynamische Wechselwirkungen :
  - Sie treten auf, wenn zwei Medikamente ähnliche oder gegensätzliche Wirkungen auf dieselbe physiologische Funktion haben. Ein Beispiel ist die Einnahme eines blutdrucksenkenden Medikaments zusammen mit einem blutdruckerhöhenden Medikament.
- Pharmakokinetische Wechselwirkungen :
  - Diese Wechselwirkungen verändern die Aufnahme, Verteilung, den Stoffwechsel oder die Ausscheidung eines Arzneimittels. Beispielsweise können einige Arzneimittel Leberenzyme hemmen oder induzieren, die andere Arzneimittel verstoffwechseln, wodurch sich deren Blutkonzentrationen verändern.
- Wechselwirkungen mit Lebensmitteln :
  - Einige Lebensmittel können die Aufnahme oder den Stoffwechsel von Medikamenten beeinträchtigen. Zum Beispiel kann Grapefruit die Blutspiegel einiger Medikamente erhöhen,

indem sie ein Enzym hemmt, das an ihrem Stoffwechsel beteiligt ist.

- Wechselwirkungen mit Nahrungsergänzungsmitteln oder Heilpflanzen :
  - Produkte wie Johanniskraut können mit Medikamenten wie Antidepressiva oder Blutgerinnungshemmern interagieren und deren Wirksamkeit verändern oder das Risiko von Nebenwirkungen erhöhen.

Nebenwirkungen :
- Häufige Nebenwirkungen :
  - Dies sind in der Regel harmlose und vorhersehbare Wirkungen. Beispiele sind Schläfrigkeit durch Antihistaminika oder Verstopfung durch bestimmte Opioide.
- Schwere Nebenwirkungen :
  - Dies sind seltene, aber potenziell gefährliche Wirkungen, wie schwere allergische Reaktionen oder Herzstörungen, die durch bestimmte Medikamente induziert werden.
- Verzögerte Nebenwirkungen :
  - Sie können lange nach Beginn der Behandlung auftreten, wie einige Nebenwirkungen von Chemotherapien.
- Dosisabhängige Nebenwirkungen :
  - Einige Wirkungen stehen in direktem Zusammenhang mit der Dosis des verabreichten Medikaments. Beispielsweise kann eine Überdosis Aspirin zu Hörstörungen führen.
- Idiosynkratische Nebenwirkungen :
  - Dies sind unvorhersehbare Reaktionen, die nicht dosisabhängig sind und nicht unbedingt durch die bekannten pharmakologischen Eigenschaften des Arzneimittels erklärt werden können.

Arzneimittelwechselwirkungen und Nebenwirkungen sind zwei wichtige Anliegen bei der Verschreibung und Einnahme von Medikamenten. Eine offene Kommunikation zwischen Patient und medizinischem Fachpersonal, eine gründliche Kenntnis der Medikamente und eine regelmäßige Überwachung können dazu beitragen, die damit verbundenen Risiken zu minimieren und eine wirksame und sichere Arzneimitteltherapie zu gewährleisten.

Postoperative Schmerzbehandlung

Postoperative Schmerzen sind ein häufiges Problem für Patienten und medizinisches Personal. Er kann sich auf die Genesung und die Dauer des Krankenhausaufenthalts auswirken und das Risiko von Komplikationen erhöhen. Eine wirksame postoperative Schmerzbehandlung ist entscheidend, um die Genesung des Patienten zu optimieren und seinen Komfort zu verbessern.

Bewertung von Schmerzen :
Der erste Schritt bei der Schmerzbehandlung ist die Bewertung der Schmerzen. Visuelle oder verbale Schmerzskalen wie die visuelle Analogskala können dabei helfen, den Grad der vom Patienten empfundenen Schmerzen zu quantifizieren.
Pharmakologische Ansätze :

- Nicht-opioide Analgetika :
  - Zum Beispiel Paracetamol oder nichtsteroidale entzündungshemmende Medikamente (NSAIDs) wie Ibuprofen. Diese Medikamente werden häufig bei leichten bis mittelschweren Schmerzen eingesetzt.

- Opiate :
  - Bei mäßigen bis starken S c h m e r z e n können Medikamente wie Morphin, Oxycodon oder Tramadol verschrieben werden. Sie sind wirksam, können aber Nebenwirkungen wie Verstopfung, Schläfrigkeit oder das Risiko einer Abhängigkeit haben.
- Hilfsstoffe :
  - Bestimmte Medikamente, wie trizyklische Antidepressiva oder Antikonvulsiva, können zur Verstärkung der schmerzlindernden Wirkung oder zur Behandlung spezifischer Schmerzen, wie neuropathischer Schmerzen, eingesetzt werden.

Nicht-pharmakologische Ansätze :
- Entspannungstechniken :
  - Tiefes Atmen, Meditation oder Visualisierung können helfen, die Wahrnehmung von Schmerzen zu reduzieren.
- Thermotherapie und Kryotherapie :
  - Die Anwendung von Wärme oder Kälte kann vorübergehend Linderung verschaffen.
- Transkutane elektrische Nervenstimulation (TENS) :
  - Sie nutzt elektrische S t r ö m e , u m Schmerzen zu lindern.
- Physiotherapie :
  - Bewegungen und Übungen können helfen, die Schmerzen zu verringern und die Funktion zu verbessern.

Patientenzentrierte Strategien :
- Patientenbildung :
  - Informieren Sie den Patienten darüber, was er in Bezug auf seine Schmerzen erwarten kann, welche Behandlungsmöglichkeiten es gibt und wie wichtig es ist, über sein Schmerzniveau zu kommunizieren.

- Persönlicher   Betreuungsplan :
    - Jeder Patient ist einzigartig. Sein Schmerzbehandlungsplan muss auf seine Bedürfnisse, Vorlieben und seinen allgemeinen Gesundheitszustand abgestimmt sein.

Die postoperative Schmerzbehandlung ist ein entscheidender Aspekt der Pflege nach einem chirurgischen Eingriff. Sie erfordert einen multidimensionalen Ansatz, der pharmakologische und nicht-pharmakologische Methoden kombiniert und dabei das Zuhören und die Bedürfnisse des Patienten in den Mittelpunkt stellt. Eine wirksame Betreuung kann die Zufriedenheit des Patienten erheblich steigern und eine schnelle und komplikationslose Genesung fördern.

Kapitel 12:
SPEZIFISCHE ETHISCHE HERAUSFORDERUNGEN ZUR GEFÄßCHIRURGIE

Zuteilung von Ressourcen und Priorisierung von Patienten

In einem medizinischen Umfeld ist jede Entscheidung von besonderer Bedeutung, insbesondere wenn es um die Zuweisung begrenzter Ressourcen und die Priorisierung von Patienten geht. In der Gefäßchirurgie ist diese Aufgabe aufgrund der Dringlichkeit und manchmal Unvorhersehbarkeit der Fälle sowie der Komplexität der Eingriffe noch komplizierter.

Verstehen, worum es geht :
Ressourcen, seien es materielle, personelle oder finanzielle, sind oftmals begrenzt. Ihre optimale Nutzung ist von größter Bedeutung, um eine qualitativ hochwertige Versorgung aller Patienten zu gewährleisten. Die Priorisierung wird daher zu einem wichtigen Instrument, um zu bestimmen, wer zuerst behandelt werden muss, je nach Schweregrad, Dringlichkeit und Erfolgsaussichten der Maßnahme.

Methoden der Ressourcenzuweisung :
- Bedarfsermittlung :
    - Eine regelmäßige Bestandsaufnahme von Ausrüstung, Personal, Medikamenten und anderen Ressourcen hilft, den aktuellen und zukünftigen Bedarf zu ermitteln.
- Optimierung der Ausrüstung :
    - Regelmäßige Wartung, kontinuierliche Schulung des Personals in der optimalen

Nutzung der Geräte und regelmäßige technologische Aktualisierungen.
- Personalverwaltung :
  - Eine ausgewogene Aufgabenverteilung gewährleisten, Fortbildungen anbieten und für das Wohlbefinden der Teammitglieder sorgen, um ihre Effizienz zu maximieren.

Kriterien für die Priorisierung von Patienten :
- Medizinischer Notfall :
  - Patienten mit einer unmittelbaren Lebensbedrohung, wie z. B. einem geplatzten Aneurysma, werden natürlich vorrangig behandelt.
- Erwarteter klinischer Nutzen :
  - Priorisierung von Maßnahmen, die einen signifikanten Nutzen in Bezug auf Überleben oder Lebensqualität bieten.
- Warten :
  - Berücksichtigen Sie die Wartezeit des Patienten, insbesondere wenn es sich um einen elektiven Eingriff handelt.
- Alter und Komorbiditäten :
  - Obwohl das Alter kein Diskriminierungskriterium sein sollte, kann es in Verbindung mit anderen Faktoren, wie Komorbiditäten, bei der Beurteilung der postoperativen Erfolgsaussichten berücksichtigt werden.

Ethische Herausforderungen :
Die Priorisierung kann manchmal zu ethischen Dilemmas führen, insbesondere wenn zwischen zwei Patienten mit ähnlicher Dringlichkeit entschieden werden muss. Klare, faire und transparente Richtlinien, an denen sich diese Entscheidungen orientieren, sind von entscheidender Bedeutung.

Die Zuweisung von Ressourcen und die Priorisierung von Patienten in der Gefäßchirurgie sind fortlaufende

Herausforderungen, die strategisches, ethisches und patientenzentriertes Denken erfordern. Eine enge Zusammenarbeit zwischen Chirurgen, Krankenpflegern, Verwaltungsmitarbeitern und anderen Mitgliedern des medizinischen Teams ist von entscheidender Bedeutung, um trotz der begrenzten Ressourcen eine optimale Versorgung aller Patienten zu gewährleisten.

Ablehnung der Behandlung und Autonomie des Patienten

Die Patientenautonomie ist ein Grundpfeiler der modernen Medizin. Sie spiegelt die Achtung der individuellen Rechte wider und ermöglicht es jedem Menschen, eine aktive Rolle bei Entscheidungen zu spielen, die seine Gesundheit betreffen. In der Gefäßchirurgie wie auch in anderen medizinischen Disziplinen kann die Ablehnung einer Behandlung durch einen Patienten die Angehörigen der Gesundheitsberufe jedoch vor ethische und praktische Herausforderungen stellen.

Die Bedeutung der Autonomie des Patienten :
Autonomie beruht auf der Vorstellung, dass jedes Individuum das Recht hat, Entscheidungen über seinen eigenen Körper zu treffen. Es ist eine Anerkennung des Rechts auf Freiheit und Menschenwürde. In der Medizin bedeutet dies, dass der Patient das Recht hat, eine Behandlung abzulehnen, auch wenn dies seinem Wohlbefinden zuwiderlaufen könnte.

Häufige Gründe für die Verweigerung der Behandlung :
- **Religiöse oder kulturelle** Überzeugungen :
  Manche Patienten lehnen Eingriffe aufgrund ihrer persönlichen Überzeugungen ab.
- **Angst vor Komplikationen :** Die Angst vor Operationsrisiken oder Nebenwirkungen kann manche Patienten abschrecken.

- **Falsches Verständnis:** Eine unzureichende oder missverständliche Erklärung der Notwendigkeit oder des Nutzens einer Intervention kann zu einer Ablehnung führen.
- **Frühere Erfahrungen:** Frühere Behandlungen, die schief gelaufen sind, können die Entscheidung des Patienten negativ beeinflussen.

Durch die Behandlungsverweigerung navigieren :

- **Offene Kommunikation:** Einen Dialog mit dem Patienten aufbauen, um den Grund für seine Ablehnung zu verstehen und auf seine Bedenken einzugehen.
- **Aufklärung:** Bereitstellung klarer, präziser und verständlicher Informationen über die vorgeschlagene Behandlung, ihre Vorteile und Risiken.
- **Einbeziehung der Familie:** In manchen Kulturen oder Situationen kann das Gespräch mit der Familie dazu beitragen, die Entscheidung des Patienten zu erhellen.
- **Alternativen in Betracht ziehen:** Wenn möglich, schlagen Sie Alternativen vor, die für den Patienten akzeptabler sein könnten.
- **Informierte Zustimmung:** Sicherstellen, dass der Patient die Konsequenzen seiner Ablehnung vollständig versteht.

Ethische Aspekte :

Obwohl es die Aufgabe von Angehörigen der Gesundheitsberufe ist, die Gesundheit und das Wohlergehen ihrer Patienten zu schützen, müssen sie auch die Autonomie des Patienten respektieren. Dies kann zu einem Konflikt führen, insbesondere wenn der Patient eine Behandlung ablehnt, die sein Leben retten oder seine Lebensqualität erheblich verbessern könnte.

Die Verweigerung einer Behandlung ist eine komplexe Herausforderung in der Gefäßchirurgie. Auch wenn es schwierig sein kann, eine solche Entscheidung zu akzeptieren, ist die Achtung der Autonomie des Patienten von entscheidender Bedeutung. Durch offene Kommunikation, patientenzentrierte Aufklärung und einen empathischen Ansatz können die Angehörigen der Gesundheitsberufe den Patienten helfen, informierte Entscheidungen zu treffen, die ihre Wünsche und Werte wirklich widerspiegeln.

Lebensende und Gefäßchirurgie

Wenn es um Gefäßchirurgie geht, kann viel auf dem Spiel stehen. Eingriffe zur Verbesserung der Durchblutung, zur Vermeidung von Schlaganfällen oder zur Behandlung von Aneurysmen können lebensrettend, aber auch riskant sein, insbesondere bei älteren Patienten oder Patienten im fortgeschrittenen Krankheitsstadium. Wie geht man vor diesem Hintergrund mit dem Ende des Lebens um? Wie kann man die Hoffnung auf Besserung mit der Realität der Risiken und möglichen Komplikationen in Einklang bringen?

Gefäßchirurgie im hohen Alter :
Das zunehmende Alter kann eine Reihe von Komorbiditäten mit sich bringen, die chirurgische Eingriffe manchmal gefährlicher machen. Die Entwicklung der Techniken und des Wissens kann jedoch auch dazu führen, dass ältere Patienten Eingriffe vornehmen können, die früher als zu riskant galten.

Nutzen und Risiken erwägen :
* **Lebensqualität nach der** Operation: Wird der Eingriff die Lebensqualität des Patienten deutlich verbessern, oder könnte er sie stattdessen weiter verschlechtern, insbesondere wenn Komplikationen auftreten?

- **Geschätzte Lebenszeit:** Ist der Eingriff gerechtfertigt, wenn der Patient nur noch wenige Monate oder Jahre zu leben hat?

Ethische Herausforderungen :

- **Autonomie des Patienten :** Patienten haben das Recht, eine Behandlung zu wählen oder abzulehnen, auch angesichts eines möglichen Lebensendes. Sie angemessen zu informieren ist von entscheidender Bedeutung.
- **Nicht-Schaden:** Angehörige der Gesundheitsberufe sollten es vermeiden, Schaden zu verursachen. Ist ein riskanter Eingriff gerechtfertigt?
- **Benefizienz:** Pflegende sollten im besten Interesse des Patienten handeln und Nutzen und Risiken gegeneinander abwägen.

Patientenverfügung und Pflegeplanung :

Wenn sich ein Patient im Endstadium befindet oder vor einer riskanten chirurgischen Entscheidung steht, ist es von entscheidender Bedeutung, die Wünsche des Patienten bezüglich seines Lebensendes zu besprechen und eine Patientenverfügung zu erstellen, sofern dies nicht bereits geschehen ist.

Die Rolle des medizinischen Teams :

- **Kommunikation:** Diskutieren Sie offen über Vorteile, Risiken und verfügbare Alternativen.
- **Unterstützung:** Bieten Sie dem Patienten und seiner Familie emotionale Unterstützung an und führen Sie sie durch diese schwierigen Entscheidungen.
- **Interdisziplinarität:** Zusammenarbeit mit anderen Gesundheitsfachkräften, z. B. Palliativspezialisten, um einen ganzheitlichen Ansatz zu gewährleisten.

Das Lebensende im Kontext der Gefäßchirurgie stellt große Herausforderungen dar, sowohl in medizinischer als auch in ethischer Hinsicht. Als Angehörige der Gesundheitsberufe ist es von entscheidender Bedeutung, Patienten und ihre

Familien mit Einfühlungsvermögen, Ehrlichkeit und Fachwissen zu begleiten und dabei ihre Entscheidungen und Werte zu respektieren. Auf diese Weise kann man hoffen, selbst in den komplexesten Situationen ein würdiges und den Wünschen des Einzelnen entsprechendes Lebensende zu ermöglichen.

Kapitel 13:
DER PRÄVENTIVE UND ERZIEHERISCHE ASPEKT BEI DEN PATIENTEN

Prävention von Gefäßerkrankungen

Gefäßerkrankungen sind eine Vielzahl von Erkrankungen, die mit den Blutgefäßen in Verbindung stehen, und stellen eine große Herausforderung für die öffentliche Gesundheit dar. Mit zunehmendem Alter steigt die Prävalenz dieser Erkrankungen, aber auch Faktoren wie der Lebensstil spielen eine wichtige Rolle. Glücklicherweise gibt es dank eines besseren Verständnisses der zugrunde liegenden Ursachen viele Präventionsstrategien, mit denen sich die Risiken minimieren lassen.

Gefäßerkrankungen: eine stille Bedrohung
Gefäßerkrankungen sind oft schleichend und können über lange Zeiträume ohne offensichtliche Symptome verlaufen. Wenn sie ausbrechen, können sie schwerwiegende oder sogar tödliche Folgen haben, z. B. Schlaganfälle, Herzinfarkte oder Aneurysmen.

Hauptrisikofaktoren :
- **Bluthochdruck:** Einer der Hauptschuldigen in Bezug auf Gefäßerkrankungen.
- **Rauchen:** Tabakbestandteile können die Gefäßwände schädigen und den Prozess der Atherosklerose beschleunigen.
- **Diabetes:** Fördert Gefäßschäden, vor allem in den unteren Gliedmaßen.
- **Hyperlipidämie:** Hohe Cholesterinwerte können dazu führen, dass sich das Cholesterin an den Wänden der Arterien ablagert und atherosklerotische Plaques bildet.

- **Bewegungsmangel und Fettleibigkeit:** Förderer aller oben genannten Risikofaktoren.

Präventive Strategien: Ein Weg zu gesunden Gefäßen

- **Annahme einer ausgewogenen Ernährung:** Bevorzugen Sie Lebensmittel, die reich an Ballaststoffen sind, wenig gesättigte Fettsäuren und Zucker enthalten und erhöhen Sie den Verzehr von Obst, Gemüse und Fisch.
- **Regelmäßige körperliche Aktivität: Mindestens** 30 Minuten mäßige Aktivität, z. B. schnelles Gehen, mindestens fünfmal pro Woche.
- **Raucherentwöhnung:** Suche nach Ressourcen und Hilfen, um mit dem Rauchen aufzuhören.
- **Gewichtskontrolle:** Die Aufrechterhaltung eines gesunden Gewichts verringert das Risiko von Gefäßerkrankungen.
- **Stressbewältigung:** Nehmen Sie Entspannungstechniken wie Meditation oder Yoga an.
- **Medizinische Überwachung:** Durch regelmäßige Kontrollen werden der Blutdruck, der Blutzuckerspiegel und der Cholesterinspiegel überwacht und reguliert.
- **Medikation:** Nehmen Sie die zur Behandlung oder Vorbeugung von Gefäßerkrankungen verschriebenen Medikamente ein, immer unter ärztlicher Aufsicht.

Sensibilisierung und Bildung :
Die Aufklärung der breiten Öffentlichkeit über die Gefahren von Gefäßerkrankungen und die Bedeutung der Prävention ist von entscheidender Bedeutung. Aufklärungskampagnen, Bildungsworkshops und regelmäßige Vorsorgeuntersuchungen können eine entscheidende Rolle bei der Senkung der Inzidenz dieser Krankheiten spielen.

Die Vorbeugung von Gefäßerkrankungen erfordert ein aktives Engagement für einen gesunden Lebensstil. Durch eine Kombination aus ausgewogener Ernährung, regelmäßiger körperlicher Betätigung, angemessener medizinischer Betreuung und der Vermeidung riskanter Verhaltensweisen ist es durchaus möglich, das Risiko, an diesen verheerenden Erkrankungen zu erkranken, erheblich zu senken. Ein proaktiver Ansatz ist nicht nur für die Gefäßgesundheit von Vorteil, sondern verbessert auch die allgemeine Lebensqualität.

Förderung gesunder ebensgewohnheiten

Jeder von uns hat wahrscheinlich schon einmal das Sprichwort "Ein gesunder Geist in einem gesunden Körper" gehört. Angesichts der rasanten Entwicklung unserer modernen Gesellschaft und der ständigen Beanspruchung unserer Zeit und Energie kann die Aufrechterhaltung eines gesunden Lebensstils jedoch als große Herausforderung erscheinen. Die Förderung einer gesunden Lebensweise ist jedoch von entscheidender Bedeutung, um vielen chronischen Krankheiten, insbesondere Gefäßerkrankungen, vorzubeugen und eine bessere Lebensqualität zu gewährleisten.

Die Multidimensionalität von Gesundheit :
Gesundheit ist nicht einfach die Abwesenheit von Krankheit. Sie umfasst körperliches, geistiges und soziales Wohlbefinden. Eine gesunde Lebensweise zu fördern bedeutet daher, diese verschiedenen Aspekte ganzheitlich anzugehen.

Die Säulen eines gesunden Lebensstils :
- **Ausgewogene Ernährung:** Essen Sie abwechslungsreich und ausgewogen und bevorzugen Sie frische, lokale und saisonale Lebensmittel. Reduzieren Sie den Konsum von ultraverarbeiteten Produkten, die reich an Zucker, Salz und gesättigten Fettsäuren sind.

- **Körperliche Aktivität:** Regelmäßige körperliche Aktivität, die an die eigenen Fähigkeiten und Vorlieben angepasst ist. Dies kann vom täglichen Spaziergang bis hin zu intensiveren Aktivitäten wie Laufen oder Radfahren reichen.
- **Qualitativ hochwertiger Schlaf: Die** Gewährleistung eines erholsamen Schlafs ist von entscheidender Bedeutung. Unzureichender oder schlechter Schlaf kann sich negativ auf die geistige und körperliche Gesundheit auswirken.
- **Stressbewältigung:** Lernen Sie, Stressquellen zu identifizieren und Bewältigungsmechanismen zu entwickeln. Dies kann durch das Praktizieren von Meditation oder Yoga geschehen oder einfach durch das Einlegen von Pausen.
- **Soziale Interaktion:** Die Pflege positiver sozialer Beziehungen ist für die psychische Gesundheit förderlich. Es ist wichtig, sich unterstützt und verstanden zu fühlen.
- **Vermeidung schädlicher Substanzen:** Reduziere oder eliminiere den Konsum von Tabak, Alkohol und anderen Drogen. Diese Substanzen erhöhen das Risiko, viele Krankheiten zu entwickeln.

Die Bedeutung der Gesundheitserziehung :
Es ist von entscheidender Bedeutung, die Menschen schon in jungen Jahren über die Bedeutung einer gesunden Lebensweise aufzuklären. Schulen, Medien, Angehörige der Gesundheitsberufe und öffentliche Einrichtungen - alle spielen bei dieser Erziehung eine Rolle.

Hindernisse für ein gesundes Leben :
Das Erkennen von Barrieren, die einer gesunden Lebensweise im Wege stehen, ist der erste Schritt, um diese zu überwinden. Dies kann mit der Umwelt, mit von der Familie übernommenen Gewohnheiten, mit einem Mangel an Informationen oder mit der begrenzten Verfügbarkeit gesunder Ressourcen zusammenhängen.

Die Förderung gesunder Lebensgewohnheiten ist mehr als nur ein Mantra; sie ist eine absolute Notwendigkeit in unserer modernen Welt. Wenn wir die Gesundheit in den Mittelpunkt stellen und informierte Entscheidungen treffen, können wir nicht nur unser eigenes Wohlbefinden verbessern, sondern auch das unserer Gemeinschaft.

Bedeutung regelmäßiger Nachkontrollen

Auf der komplexen Reise der Gesundheit sind regelmäßige Kontrolluntersuchungen wie Leuchtfeuer, die unseren Weg beleuchten und dafür sorgen, dass wir auf dem richtigen Weg bleiben. Diese Schlüsselmomente sind mehr als nur Arzttermine, sie zeichnen ein Panorama unserer Gesundheit und bieten einen klaren Blick auf mögliche Stolpersteine und die besten Richtungen, die wir einschlagen können.

Die moderne Medizin mit ihrem Spektrum an fortschrittlichen Technologien bietet Diagnosen von bemerkenswerter Genauigkeit. Dennoch ist es die Regelmäßigkeit der Arztbesuche und Kontrollen, die es wirklich ermöglicht, Anomalien in einem frühen Stadium zu erkennen, in dem sie in der Regel leichter zu behandeln sind. Dadurch werden die regelmäßigen Besuche bei einem Arzt oder Facharzt zu einer echten proaktiven Verteidigungslinie gegen das Fortschreiten potenziell schwerwiegender Krankheiten.

Regelmäßige Nachsorgeuntersuchungen gehen weit über die bloße Erkennung von Krankheiten hinaus. Sie fördern einen kontinuierlichen Dialog zwischen dem Patienten und dem Gesundheitsexperten. Diese Interaktion schafft eine vertrauensvolle Beziehung, in der sich der Patient angehört, verstanden und betreut fühlt. Der Patient wird so zu einem aktiven Akteur seiner Gesundheit, der sich einbringt und sich bewusst ist, wie wichtig es ist, die Empfehlungen und verschriebenen Behandlungen zu befolgen.

Darüber hinaus bieten diese Momente auch die Möglichkeit, die Wirksamkeit einer laufenden Behandlung zu beurteilen, die Dosierung anzupassen oder gegebenenfalls die Behandlung zu ändern. Es handelt sich um einen adaptiven Ansatz, der sich den wechselnden Bedürfnissen des Patienten anpasst und so eine optimale Versorgung in jeder Lebensphase gewährleistet.

Der Bildungsaspekt der Nachsorgeuntersuchungen darf nicht vergessen werden. Sie bieten die Möglichkeit, den Patienten über die neuesten medizinischen Fortschritte, neue Empfehlungen oder auch über gesündere Lebensgewohnheiten zu informieren. Die Vermittlung von Wissen ist ein mächtiges Instrument, das den Patienten in einen wahren Hüter seiner Gesundheit verwandelt.
Die Bedeutung regelmäßiger Nachsorgeuntersuchungen darf nicht unterschätzt werden. Sie bilden das solide Fundament eines präventiven, proaktiven und adaptiven Gesundheitskonzepts. In diesem Ballett aus Konsultationen und Dialogen tanzt jeder Einzelne mit dem Wissen und der Unterstützung seines Gesundheitsexperten anmutig auf dem Weg zu Wohlbefinden und einem langen Leben.

Kapitel 14:
DIE INTEGRATION VON TELEMEDIZIN

Nutzen und Wirksamkeit der Telemedizin in der Gefäßchirurgie

Im Laufe der Jahrzehnte hat sich die Medizin weiterentwickelt und sich im Zuge des technologischen Fortschritts geformt und neu erfunden. In jüngster Zeit war einer der bedeutendsten Durchbrüche die Telemedizin, die es ermöglicht, mithilfe digitaler Hilfsmittel eine Fernbehandlung anzubieten. In der Gefäßchirurgie hat diese Innovation ihren Nutzen und ihre Wirksamkeit auf bemerkenswerte Weise unter Beweis gestellt und die traditionellen Grenzen der medizinischen Versorgung verschoben.

Die **Telemedizin** hat sich in der Gefäßchirurgie, wie auch in anderen Disziplinen, als ein wesentliches Instrument erwiesen, insbesondere für Bevölkerungsgruppen, die von spezialisierten Gesundheitszentren weit entfernt sind. Sie ermöglicht eine effektive postoperative Nachsorge, ohne dass der Patient lange Wege zurücklegen muss. Bilder, Scans und Daten können in Echtzeit übertragen werden, sodass Chirurgen den Heilungsverlauf beurteilen, mögliche Komplikationen erkennen und Therapieempfehlungen anpassen können.

Neben der postoperativen Nachsorge ist die Telemedizin auch ein wertvolles Instrument für die **präoperative Beratung**. So können Patienten auch dann von Expertenmeinungen profitieren, wenn sie geografisch weit entfernt sind. Dies optimiert die Entscheidungsfindung bezüglich des Eingriffs und bereitet den Boden für eine erfolgreiche Operation.

Einer der größten Vorteile der Telemedizin liegt in der **Weiterbildung** von Angehörigen der Gesundheitsberufe. Mithilfe dieser Technologie können Chirurgen aus der ganzen Welt zusammenarbeiten, komplexe Fälle gemeinsam bearbeiten, innovative Operationstechniken austauschen und an Echtzeit-Simulationen teilnehmen. Die Telemedizin fungiert als Brücke, die die klugen Köpfe der Gefäßchirurgie verbindet und einen kollektiven Kompetenzaufbau fördert.

Doch so vielversprechend die Telemedizin auch sein mag, sie ist nicht frei von Herausforderungen. Es stellen sich Fragen zur **Datensicherheit**, zur Interoperabilität der Systeme und zur Qualität der Verbindung, insbesondere in abgelegenen Gebieten. Außerdem bleibt der menschliche Kontakt unersetzlich, und manche Patienten können bei diesem digitalisierten Ansatz eine gewisse Distanz empfinden.

Die Telemedizin in der Gefäßchirurgie hat ihr enormes Potenzial unter Beweis gestellt und neue Wege für die Pflege, die Ausbildung und die Zusammenarbeit eröffnet. Auch wenn dieser Fortschritt mit Vorsicht zu genießen ist, verkörpert er zweifellos die Verschmelzung von Technologie und Medizin und führt die Gefäßchirurgie zu neuen Horizonten.

Ausbildung und erforderliche Fähigkeiten für den Krankenpfleger

Der Beruf des Krankenpflegers steht im Mittelpunkt des Gesundheitssystems und spielt eine entscheidende Rolle bei der Patientenversorgung. In der Gefäßchirurgie sind die Anforderungen noch spezifischer und erfordern eine Kombination aus technischem Fachwissen, fundierten medizinischen Kenntnissen und außergewöhnlichen menschlichen Qualitäten.

1. Akademische Ausbildung :
Alles beginnt mit einer **Erstausbildung in Krankenpflege**. Je nach Land kann dies ein Diplom als Krankenpfleger, ein Bachelor oder ein Master sein. Diese Ausbildung umfasst sowohl theoretischen Unterricht als auch klinische Praktika und bietet den Studierenden einen ersten Einblick in die Welt der Krankenhäuser.

2. Spezialisierung auf Gefäßchirurgie :
Nach allgemeiner klinischer Erfahrung können diejenigen, die sich auf Gefäßchirurgie spezialisieren möchten, weitere Fortbildungen oder Facharztausbildungen in diesem Bereich absolvieren. Dabei lernen sie das Gefäßsystem, die spezifischen chirurgischen Verfahren sowie die prä- und postoperative Betreuung der Patienten im Detail kennen.

3. Technische Fähigkeiten :
- **Beherrschung spezifischer Werkzeuge und Geräte:** Der Krankenpfleger muss mit einer Vielzahl medizinischer Instrumente vertraut sein, von Kathetern bis hin zu Herzmonitoren.
- **Vorbereitung des Patienten auf die Operation:** Dazu gehören das Anlegen von venösen Zugängen, die Vorbereitung der Haut und die Überwachung der Vitalzeichen.
- **Assistenz während des Eingriffs :** Obwohl der Chirurg den Eingriff durchführt, spielt der Krankenpfleger eine Schlüsselrolle, indem er assistiert, die erforderlichen Instrumente bereitstellt und den Patienten überwacht.

4. Klinische Kompetenz :
Der Krankenpfleger muss in der Lage sein, den Zustand eines Patienten rasch zu beurteilen, Frühwarnzeichen für Komplikationen zu erkennen und in Notfallsituationen fundierte Entscheidungen zu treffen.

5. Beziehungskompetenzen :

- **Kommunikation:** Der Krankenpfleger ist oft die erste Anlaufstelle für den Patienten. Er muss daher wissen, wie er Verfahren erklärt, Fragen beantwortet und den Patienten und seine Familie beruhigt.
- **Empathie und Mitgefühl:** Die Fähigkeit, sich in die Lage des Patienten zu versetzen und seine Ängste und Sorgen zu verstehen, ist von entscheidender Bedeutung.

6. Arbeit im Team :

Die Gefäßchirurgie ist eine Gemeinschaftsleistung. Der Krankenpfleger muss daher wissen, wie man effektiv mit Chirurgen, Anästhesisten, Technikern und dem gesamten medizinischen Personal zusammenarbeitet.

7. Verpflichtung zur Weiterbildung :

Die Medizin ist ein Bereich, der sich ständig weiterentwickelt. Der Krankenpfleger muss daher bereit sein, sich regelmäßig auf den neuesten Stand zu bringen, an neuen Fortbildungen teilzunehmen und sich an technologische und methodische Neuerungen anzupassen.

Der Krankenpfleger in der Gefäßchirurgie ist weit mehr als nur ein ausführendes Organ. Sie ist eine tragende Säule des Pflegeprozesses und vereint technisches Know-how, klinische Expertise und menschliche Qualitäten, um die bestmögliche Versorgung des Patienten zu gewährleisten.

Herausforderungen und Vorteile dieses Ansatzes

Die Spezialisierung des Krankenpflegers auf Gefäßchirurgie bietet viele Möglichkeiten, bringt aber auch eine Reihe von Herausforderungen mit sich. Jeden Tag sind diese Fachkräfte mit einer Reihe komplexer klinischer Situationen konfrontiert, während sie gleichzeitig an der Spitze der technologischen und medizinischen Entwicklung stehen.

Herausforderungen :

- **Zunehmende Komplexität der Fälle :** Mit dem Fortschritt in der Medizin können die Patienten, die behandelt werden, mehrere Komorbiditäten aufweisen, was ihre Behandlung schwieriger macht.
- **Laufende Aktualisierung:** Die Gefäßchirurgie ist ein sich ständig weiterentwickelnder Bereich, der es erfordert, dass der Krankenpfleger immer auf dem neuesten Stand ist, was neue Techniken, Medikamente und bewährte Verfahren betrifft.
- **Emotionale Belastung:** Angesichts oft kritischer Situationen kann es anstrengend sein, mit seinen Emotionen umzugehen und gleichzeitig den Patienten und ihren Familien Unterstützung zu bieten.
- **Unregelmäßige Arbeitszeiten:** Die Dringlichkeit einiger Gefäßoperationen bedeutet, dass der Krankenpfleger oft zu unerwarteten Zeiten arbeiten kann, einschließlich nachts und an Wochenenden.
- **Druck und Stress:** Die Notwendigkeit, schnell zu handeln, manchmal in Situationen, in denen es um Leben und Tod geht, kann zu einem hohen Stresspegel führen.

Vorteile :

- **Berufliche Zufriedenheit:** Nichts ist befriedigender, als wenn sich ein Patient nach einer erfolgreichen Operation erholt und man weiß, dass man selbst eine entscheidende Rolle bei diesem Erfolg gespielt hat.
- **Möglichkeiten der beruflichen Weiterentwicklung:** Die Spezialisierung bietet zahlreiche Möglichkeiten zur Weiterbildung, zur Teilnahme an Forschungsarbeiten oder zur Zusammenarbeit mit weltweit anerkannten Experten.
- **Wettbewerbsorientierte Vergütung:** Aufgrund der spezialisierten Natur ihrer Rolle werden Krankenpfleger in der Gefäßchirurgie häufig besser vergütet als ihre Kollegen in anderen Bereichen.

- **Interdisziplinarität:** Die enge Zusammenarbeit mit Chirurgen, Anästhesisten, Radiologen und anderen Fachärzten bietet eine bereichernde Perspektive und einen ganzheitlichen Ansatz für die Pflege.
- **Direkte Auswirkungen auf die Lebensqualität der Patienten** : Indem der Krankenpfleger hilft, den Kreislauf wiederherzustellen oder schwere Gefäßkomplikationen zu verhindern, hat er einen spürbaren Einfluss auf die Lebensqualität der Patienten.

Obwohl der Weg zur Spezialisierung auf Gefäßchirurgie mit Herausforderungen gepflastert ist, bietet er im Gegenzug unschätzbare Belohnungen, sowohl auf beruflicher als auch auf persönlicher Ebene. Der Schlüssel liegt in der ständigen Weiterbildung, der Unterstützung durch Kollegen und der unerschütterlichen Leidenschaft für das Wohl der Patienten.

Kapitel 15:
BESONDERE FÄLLE UND SPEZIFISCHE BEVÖLKERUNGSGRUPPEN

Pädiatrische Gefäßchirurgie: Besonderheiten und Herausforderungen

Die pädiatrische Gefäßchirurgie zeichnet sich dadurch aus, dass sie bei einer sehr spezifischen demografischen Gruppe eingesetzt wird: bei Kindern, vom Neugeborenen bis zum Teenager. Diese Patienten stellen in anatomischer, physiologischer und emotionaler Hinsicht einzigartige Herausforderungen dar. Lassen Sie uns auf die Besonderheiten und Herausforderungen eingehen, die diese Unterspezialität der Gefäßchirurgie kennzeichnen.

Besonderheiten :
- **Veränderliche Anatomie und Physiologie** : Die Anatomie von Kindern verändert sich ständig. Die Gefäße eines Neugeborenen oder Säuglings sind deutlich kleiner als die eines Jugendlichen oder Erwachsenen. Außerdem unterscheiden sich die physiologischen Reaktionen, wie z. B. die Blutgerinnung, zwischen Kindern und Erwachsenen.
- **Einzigartige** Pathologien : Einige vaskuläre Erkrankungen sind spezifisch für die pädiatrische Bevölkerung, wie z. B. bestimmte angeborene Missbildungen.
- **Emotionale und psychologische Aspekte:** Für Kinder kann es schwierig sein, zu verstehen, was mit ihnen geschieht, was zu Angst oder Furcht führen kann. Die Eltern spielen auch eine herausragende Rolle bei der Entscheidungsfindung und im Pflegeprozess.

- **Medikamente und Dosierungen:** Die Medikamente, ihre Dosierungen und Nebenwirkungen sollten an das Gewicht und das Alter des Kindes angepasst werden.

Herausforderungen :

- **Kommunikation:** Einem Kind eine Intervention oder Behandlung zu erklären, erfordert einen Ansatz, der dem Alter, der Reife und dem Verständnis des Kindes angemessen ist.
- **Umfassende Betreuung:** Der Ansatz sollte ganzheitlich sein und nicht nur die medizinischen Aspekte, sondern auch die emotionalen, sozialen und pädagogischen Bedürfnisse des Kindes berücksichtigen.
- **Koordination mit anderen Fachgebieten:** Kinder mit Gefäßerkrankungen können auch andere Erkrankungen aufweisen, die eine enge Zusammenarbeit mit anderen pädiatrischen Fachärzten erfordern.
- **Technologische Entwicklung:** Chirurgische Ausrüstung und Instrumente müssen an die Größe und Zerbrechlichkeit von Kindern angepasst werden, was spezifische technologische Fortschritte erfordert.
- **Ausbildung und Fähigkeiten:** Es ist von entscheidender Bedeutung, dass pädiatrische Gefäßchirurgen eine spezielle Ausbildung erhalten, um die Bedürfnisse dieser Bevölkerungsgruppe zu verstehen und darauf einzugehen.
- **Emotionale Unterstützung:** Den oft ängstlichen oder verstörten Eltern Unterstützung zu bieten, ist genauso wichtig wie die Pflege ihres Kindes.

Die pädiatrische Gefäßchirurgie ist zwar ein lohnendes Fachgebiet, bringt aber auch ihre eigenen Herausforderungen mit sich, die besondere Feinfühligkeit, Geduld und Fachkenntnisse erfordern. Jeder Eingriff, jede Konsultation ist eine Gelegenheit, ein werdendes Leben zu verändern, einem Kind die Chance zu geben, gesund aufzuwachsen und sein volles Potenzial zu erreichen.

Pflege für ältere Menschen

Die Pflege älterer Menschen ist komplex und mehrdimensional und spiegelt die physiologischen, psychologischen und sozialen Veränderungen wider, die mit dem Alter einhergehen. Es geht nicht nur um die Behandlung von Krankheiten oder Symptomen, sondern um die Förderung einer optimalen Lebensqualität durch eine individuelle Betreuung, die die Würde des Einzelnen achtet.

Physiologische Aspekte :
- **Körperliche Veränderungen:** Mit zunehmendem Alter kommt es zu Veränderungen in den Muskeln, Knochen, der Haut und den Organsystemen, die eine spezielle, angepasste Pflege erfordern.
- **Polypathologie:** Ältere Menschen leiden häufig gleichzeitig an mehreren Krankheiten, die einen ganzheitlichen Ansatz und eine koordinierte Pflege erfordern.
- **Pharmakologie:** Der Stoffwechsel von Medikamenten verändert sich mit zunehmendem Alter, was die Dosierung und das Risiko von Wechselwirkungen zwischen Medikamenten beeinflussen kann.

Psychologische Aspekte :
- **Gedächtnis und Kognition:** Störungen wie Demenz oder die Alzheimer-Krankheit erfordern besondere Pflegeansätze.
- **Emotionales Wohlbefinden:** Depressionen, Angstzustände und Einsamkeit können ältere Menschen betreffen, weshalb eine psychologische und soziale Betreuung wichtig ist.

- **Selbstwertgefühl:** Das Altern kann zu einer Verringerung des Selbstwertgefühls führen, die mit körperlichen Veränderungen, dem Verlust der Selbstständigkeit oder der Abhängigkeit zusammenhängt.

Soziale Aspekte :

- **Isolation :** Viele Senioren leben allein, weit entfernt von ihrer Familie oder haben ihre Angehörigen verloren, wodurch das Risiko der Isolation steigt.
- **Autonomie und Unabhängigkeit: Die** Förderung von Autonomie und Unabhängigkeit, auch wenn sie eingeschränkt sind, ist für das Wohlbefinden älterer Menschen von entscheidender Bedeutung.
- **Umgebung:** Eine geeignete, sichere und zugängliche Wohnung ist entscheidend, um Stürze zu verhindern und die Selbstständigkeit zu fördern.

Spezialisierte Pflege :

- **Rehabilitation:** Nach einer Krankheit oder Operation ist eine angemessene Rehabilitation von entscheidender Bedeutung, um die größtmögliche Selbstständigkeit wiederzuerlangen.
- **Palliativmedizinische Versorgung :** Wenn eine Heilung nicht mehr möglich ist, liegt der Schwerpunkt auf Lebensqualität, Komfort und emotionaler Unterstützung.
- **Häusliche Pflege:** Für diejenigen, die dies wünschen und deren Zustand es zulässt, ist die häusliche Pflege eine wertvolle Alternative zu einem Krankenhausaufenthalt oder dem Eintritt in ein Pflegeheim.

Der Schlüssel zur Pflege älterer Menschen liegt in einem ganzheitlichen Ansatz, der alle Bedürfnisse des Einzelnen berücksichtigt. Dies erfordert eine enge Zusammenarbeit zwischen Gesundheitsfachkräften, Sozialarbeitern, Familien und Gemeinden, um eine umfassende, respektvolle und würdevolle Pflege zu gewährleisten.

Pflege anpassen
für gefährdete Bevölkerungsgruppen

Sich als Krankenpfleger im medizinischen Bereich zu bewegen, bedeutet, dass man ein größeres Gespür für die Nuancen der verschiedenen Bevölkerungsgruppen, mit denen wir interagieren, entwickeln muss. Mehr denn je ist es zwingend erforderlich, zu verstehen, wie die Pflege auf Risikopopulationen zugeschnitten werden kann, um so Gleichheit und Gerechtigkeit in der Gesundheitsversorgung für alle zu gewährleisten.

Identifikation von Risikopopulationen :
- **Definition:** Es handelt sich um Gruppen, die aufgrund einer Kombination aus biologischen, sozioökonomischen, psychologischen und umweltbedingten Faktoren eine höhere Wahrscheinlichkeit haben, Krankheiten oder Zustände zu entwickeln.
- **Typische Beispiele:** Menschen mit niedrigem Einkommen, ethnische Minderheiten, Flüchtlinge, Menschen mit Behinderungen, LGBT+-Personen, Menschen in abgelegenen ländlichen Gebieten usw.

Spezifische Herausforderungen verstehen :
- **Zugang zur Gesundheitsversorgung:** Wirtschaftliche, kulturelle oder geografische Barrieren können diesen Gruppen den Zugang zur notwendigen Gesundheitsversorgung verwehren.
- **Stigmatisierung:** Bestimmte Gruppen können aufgrund von Stigmatisierung oder Diskriminierung davor zurückschrecken, sich um Hilfe zu bemühen.
- **Sprachbarrieren:** Nicht-muttersprachliche Bevölkerungsgruppen können Schwierigkeiten haben, medizinische Informationen zu verstehen oder mit dem Gesundheitspersonal zu kommunizieren.
- **Sozioökonomische Faktoren:** Lebensumstände, Beschäftigung, Bildung und sozioökonomischer

Status können die Gesundheit und die Fähigkeit einer Person, sich einer Behandlung zu unterziehen, beeinflussen.

Strategien zur Anpassung der Pflege :

- **Kulturelle Schulung:** Sensibilisierung des medizinischen Personals für unterschiedliche Kulturen und Glaubensrichtungen, um Missverständnisse zu vermeiden und eine respektvolle Pflege zu gewährleisten.
- **Wirksame Kommunikation:** Verwenden Sie Dolmetscher, visuelle Hilfsmittel und angepasste Lernhilfen, um Sprachbarrieren zu überwinden.
- **Zusammenarbeit mit Gemeindeorganisationen:** Die Tandemarbeit mit Gemeindegruppen kann dazu beitragen, Vertrauen aufzubauen und die Zugänglichkeit der Versorgung zu verbessern.
- **Patientenzentrierter Ansatz:** Das bedeutet, jeden Patienten als einzigartiges Individuum zu betrachten und seine Überzeugungen, Werte, seinen Lebenskontext und seine Vorlieben zu erkennen und zu respektieren.

Kontinuierliche Bewertung und Verbesserung :

- **Feedback von Patienten :** Sammeln Sie regelmäßig Feedback von Risikopopulationen, um ihre Bedürfnisse besser zu verstehen und die Versorgung entsprechend anzupassen.
- **Überwachung von Ungleichheiten:** Analyse der Daten, um Ungleichheiten bei den Gesundheitsergebnissen zu erkennen und gezielte Interventionen zu entwickeln.
- **Weiterbildung:** Sorgen Sie für eine regelmäßige Schulung des Gesundheitspersonals in Bezug auf bewährte Verfahren für eine angepasste Pflege.

Die Anpassung der Pflege an Risikopopulationen ist nicht nur eine Frage der Ethik, sondern auch der medizinischen Wirksamkeit. Indem wir jeden Einzelnen mit Respekt,

Einfühlungsvermögen und Verständnis behandeln, können wir sicherstellen, dass jeder Patient eine optimale Versorgung erhält.

Kapitel 16:
NOTFALL-GEFÄßCHIRURGIE

Erkennen eines vaskulären Notfalls

In der komplexen Welt der Medizin spielt das Gefäßsystem, das unsere Arterien, Venen und Kapillaren umfasst, eine entscheidende Rolle. Ähnlich wie eine Autobahn, die lebenswichtige Güter durch ein Land transportiert, bringen unsere Blutgefäße Blut, Sauerstoff und Nährstoffe in jeden Winkel und jede Ecke unseres Körpers. Wenn bei diesen Verkehrswegen ein Problem auftritt, kann dies schnell zu einem medizinischen Notfall werden. Das Erkennen dieser Gefäßnotfälle ist entscheidend, um eine rechtzeitige Versorgung zu gewährleisten und möglicherweise ein Leben zu retten.

Schlüsselsymptome bei vaskulären Notfällen :
- **Schmerzen:** Plötzliche, starke Schmerzen können auf einen Verschluss oder ein Trauma eines Blutgefäßes hinweisen.
- **Blässe oder Zyanose:** Ein Glied, das blass, bläulich oder kalt wird, kann auf eine mangelnde Durchblutung hinweisen.
- **Schwäche oder Lähmung:** Wenn eine wichtige Arterie im Gehirn verstopft ist, kann dies zu Symptomen eines Schlaganfalls führen.
- **Swelling:** Eine plötzliche Schwellung einer Gliedmaße kann ein Anzeichen für eine tiefe Venenthrombose sein.
- **Fehlender Puls:** Den Puls in einem Bereich nicht zu spüren, in dem er normalerweise spürbar sein sollte, ist ein Zeichen für einen Notfall.
- **Anzeichen einer Blutung:** Äußere Blutungen oder Anzeichen einer inneren Blutung wie

113

Bauchschmerzen, aufgeblähter Bauch oder Ohnmacht.

Häufige Arten von vaskulären Notfällen :

- **Dissezierendes Aortenaneurysma :** Ein Riss in der Wand der größten Arterie des Körpers, der starke Schmerzen verursachen kann und eine sofortige Operation erfordert.
- **Tiefe Venenthrombose:** Die Bildung eines Blutgerinnsels in einer tiefen Vene, häufig im Bein.
- **Lungenembolie:** Wenn ein Blutgerinnsel bis zur Lunge reist und den Kreislauf blockiert.
- **Akute Gliedmaßenischämie:** Eine plötzliche Verringerung des Blutflusses zu einer Gliedmaße, die die Lebensfähigkeit der betreffenden Gliedmaße bedrohen kann.

Schnelles Eingreifen ist der Schlüssel :
Wenn ein vaskulärer Notfall vermutet wird, ist Zeit von entscheidender Bedeutung. Ein schnelles Eingreifen kann bleibende Schäden an Gewebe und Organen verhindern und sogar das Leben eines Patienten retten. Für Angehörige der Gesundheitsberufe bedeutet dies, zu wissen, wann sie einen Patienten schnell an Spezialisten für Gefäßchirurgie oder an eine Notaufnahme verweisen müssen.

Die Fähigkeit, einen Gefäßnotfall schnell zu erkennen, beruht auf einer Kombination aus theoretischem Wissen, klinischer Beobachtung und medizinischer Intuition. Jede Sekunde zählt, und die Aufmerksamkeit für Details kann einen großen Unterschied für das Schicksal eines Patienten ausmachen.

Protokolle und schnelle Interventionen

In der Welt der Medizin, in der jede Sekunde zählen kann, ist es entscheidend zu wissen, wie man schnell und effektiv auf eine Notfallsituation reagiert. In der Gefäßchirurgie äußert sich ein solcher Notfall häufig in einer akuten Kreislaufnot, sei es aufgrund eines Verschlusses, einer Blutung oder einer anderen Anomalie. Daher ist es von entscheidender Bedeutung, dass die Angehörigen der Gesundheitsberufe, insbesondere Krankenpfleger, die Protokolle und die durchzuführenden Maßnahmen verstehen.

Den Notfall erkennen :
Der erste Schritt zu einer erfolgreichen Intervention besteht darin, die Art des Notfalls schnell zu erkennen. Dazu gehört eine genaue Beurteilung des Patienten unter Berücksichtigung der Vitalzeichen, des Aussehens des Gewebes, des Vorhandenseins oder Fehlens eines Pulses in den betroffenen Bereichen und aller relevanten Symptome.

Mobilisierung des Teams :
Sobald ein Notfall erkannt wird, muss das medizinische Team mobilisiert werden. Dies kann den Gefäßchirurgen, den Anästhesisten, die Krankenpfleger und alle anderen erforderlichen Mitarbeiter umfassen. Eine klare und effektive Kommunikation ist in dieser Phase der Schlüssel, um sicherzustellen, dass alle auf der gleichen Wellenlänge sind.

Einrichten des Notfallprotokolls :
Jede medizinische Einrichtung wird spezielle Protokolle für die Behandlung von vaskulären Notfällen haben. Diese Protokolle wurden in der Regel auf der Grundlage der aktuellen besten medizinischen Praxis entwickelt und sollen dem Patienten die besten Chancen auf Genesung bieten.

Zu den gängigen schnellen Eingriffen in der Gefäßchirurgie gehören :

- **Wiederherstellung der Durchblutung: Bei** akuten Arterienverschlüssen könnte dies den Einsatz thrombolytischer Medikamente bedeuten, oder mechanische Eingriffe, um ein Gerinnsel zu entfernen.
- **Blutungskontrolle:** Bei aktiven Blutungen können Techniken wie die Verwendung von blutstillenden Verbänden, das Nähen oder sogar das Anlegen von Klemmen erforderlich sein.
- **Stabilisierung und Unterstützung: Sobald der** unmittelbare Notfall bewältigt ist, benötigt der Patient möglicherweise Unterstützung in Form von Bluttransfusionen, Medikamenten zur Unterstützung des Blutdrucks oder anderen Maßnahmen.

Ausbildung und Vorbereitung :

Der Schlüssel zum Erfolg bei der Behandlung von vaskulären Notfällen ist die Vorbereitung. Krankenpfleger und andere Angehörige der Gesundheitsberufe müssen regelmäßig in den neuesten Techniken und Protokollen geschult werden. Auch Notfallsimulationen können von unschätzbarem Wert sein, bei denen die Teams in einer kontrollierten Umgebung üben können, wie sie auf stressige Situationen reagieren sollen.

Die Protokolle und schnellen Eingriffe in der Gefäßchirurgie sind darauf ausgelegt, Leben zu retten. Ob es darum geht, den Blutfluss zu einer Gliedmaße wiederherzustellen oder eine massive Blutung zu stoppen, Schnelligkeit, Effizienz und Kompetenz sind entscheidend, um die besten Ergebnisse für den Patienten zu gewährleisten.

Die Erholung nach einem Notfall verwalten

Nach einem Notfalleingriff in der Gefäßchirurgie ist die Erholungsphase eine ebenso entscheidende Phase. Sie erfordert eine aufmerksame Überwachung, ein sorgfältiges Management und eine klare Kommunikation mit dem Patienten und seinen Angehörigen. In der Phase nach dem Notfall spielt der Krankenpfleger eine herausragende Rolle, indem er nicht nur die physiologische Versorgung, sondern auch die psychologische Unterstützung sicherstellt.

Ständige klinische Überwachung :
Unmittelbar nach dem Eingriff wird sich der Patient wahrscheinlich in einem gefährdeten Zustand befinden. Die regelmäßige Beurteilung der Vitalzeichen, die Überwachung der Blutsauerstoffversorgung und die Früherkennung möglicher Komplikationen wie Blutungen oder Infektionen sind von entscheidender Bedeutung.

Schmerzmanagement :
Postoperative Schmerzen können ein großes Anliegen sein. Der Krankenpfleger muss das Schmerzniveau des Patienten regelmäßig beurteilen, Schmerzmittel nach Vorschrift verabreichen und auf die Nebenwirkungen dieser Medikamente achten.

Wundversorgung :
Die postoperative Pflege erfordert eine regelmäßige Reinigung, eine Beurteilung der Wunde, um auf Anzeichen einer Infektion zu achten, und möglicherweise einen Verbandwechsel. Es ist entscheidend, den Patienten über die Bedeutung dieser Pflege aufzuklären, um das Infektionsrisiko zu minimieren.

Rehabilitation und Physiotherapie :
Je nach Art des Eingriffs muss der Patient möglicherweise rehabilitiert werden, um wieder eine optimale Mobilität zu erreichen oder um die betroffenen Bereiche zu stärken. Die

Zusammenarbeit mit Physiotherapeuten kann sich in dieser Hinsicht als wertvoll erweisen.

Psychologische Unterstützung :

Ein chirurgischer Notfall kann für den Patienten ein traumatisches Ereignis sein. Zuhören, Geduld und die Fähigkeit zu beruhigen sind entscheidend, um dem Patienten zu helfen, sich durch diese Erfahrung zu navigieren. In manchen Fällen könnte eine Überweisung an eine Fachkraft für psychische Gesundheit von Vorteil sein.

Bildung und Betreuung :

Vor der Entlassung sollte der Krankenpfleger sicherstellen, dass der Patient und seine Familie die postoperativen Richtlinien verstehen. Dazu können die einzunehmenden Medikamente, die zu vermeidenden Aktivitäten, die zu beobachtenden Anzeichen von Komplikationen und die Planung von Nachsorgeuntersuchungen gehören.

Kommunikation mit dem medizinischen Team :

Die Verbindung zu Chirurgen, Anästhesisten und anderen Mitgliedern des medizinischen Teams ist von grundlegender Bedeutung. Jede Änderung des Zustands des Patienten oder Bedenken sollten umgehend mitgeteilt werden.

Die Erholungsphase nach einem Notfall ist eine Zeit, in der die Rolle des Krankenpflegers über den rein klinischen Aspekt hinausgeht. Es ist eine Mischung aus medizinischem Fachwissen, Mitgefühl, Bildung und Zusammenarbeit. Durch ein effektives Management dieser Phase kann der Krankenpfleger dem Patienten nicht nur bei der körperlichen Genesung helfen, sondern auch dabei, das Vertrauen in sich selbst und seine Zukunft wiederzuerlangen.

Kapitel 17:
PALLIATIVMEDIZINISCHE VERSORGUNG IN DER GEFÄßCHIRURGIE

Wenn eine Operation keine Option mehr ist

Manchmal kommt es vor, dass trotz der technologischen Fortschritte und der Fähigkeiten des Chirurgen eine Operation für einen Patienten nicht in Frage kommt. Diese Momente erfordern eine heikle medizinische und emotionale Betreuung, bei der der Krankenpfleger eine zentrale Rolle spielt, indem er den Patienten und seine Angehörigen auf dieser schwierigen Reise begleitet.

Die Situation verstehen:
Es kann viele Gründe geben, warum eine Operation keine Option mehr ist: zu hohe Risiken, fragiler Gesundheitszustand des Patienten, fortgeschrittenes Fortschreiten der Krankheit oder die Weigerung des Patienten selbst. In jedem Fall ist es entscheidend, die medizinischen und emotionalen Gründe hinter der Entscheidung zu verstehen.

Alternative Behandlungsmethoden :
Auch ohne Operation können andere Behandlungsmöglichkeiten in Betracht gezogen werden: Medikation, nichtinvasive Therapien, palliative Versorgung. Diese Alternativen können helfen, die Symptome zu bewältigen, die Lebensqualität zu verbessern oder das Fortschreiten der Krankheit zu verlangsamen.

Emotionale Unterstützung :
Die Mitteilung, dass eine Operation nicht mehr möglich ist, kann für den Patienten und seine Angehörigen ein Schock sein. Der Krankenpfleger muss psychologische Unterstützung leisten, sich Sorgen und Ängste anhören

und helfen, die komplexen Emotionen zu verarbeiten, die dabei entstehen können.

Das Treffen von Entscheidungen :
Der Patient muss in Absprache mit seiner Familie und dem medizinischen Team Entscheidungen über die nächsten Schritte treffen. Dies könnte die Fortsetzung weiterer Behandlungen, die Annahme einer palliativen Versorgung oder sogar die Vorbereitung auf das Lebensende beinhalten.

Palliativmedizin :
Wenn eine Heilung nicht mehr möglich ist, verlagert sich das Ziel auf den Komfort und die Lebensqualität des Patienten. Die Palliativmedizin zielt darauf ab, Schmerzen und Symptome zu behandeln sowie emotionale und spirituelle Unterstützung zu bieten.

Kommunikation mit der Familie :
Die Familie spielt eine zentrale Rolle bei der Unterstützung des Patienten. Der Krankenpfleger sollte die Kommunikation zwischen dem Patienten, der Familie und dem medizinischen Team erleichtern und sicherstellen, dass alle Parteien informiert und in den Entscheidungsprozess einbezogen werden.

Vorbereitung auf das Lebensende :
Wenn der Patient unheilbar krank ist, kann der Krankenpfleger dabei helfen, den Patienten und seine Familie auf diese Möglichkeit vorzubereiten. Dazu gehören Gespräche über den Willen des Patienten, die Organisation der Pflege am Lebensende und die emotionale Unterstützung während dieser Zeit.

Die Zeit, in der eine Operation nicht mehr in Frage kommt, ist wahrscheinlich eine der belastendsten Phasen im Behandlungsverlauf eines Patienten. Sie erfordert eine multidimensionale Betreuung, in der klinische Pflege, emotionale Unterstützung und Kommunikation gleichermaßen lebenswichtige Rollen spielen. Der Krankenpfleger ist in dieser Situation oft die zentrale

Stütze, die in jeder Phase Trost, Anleitung und Fachwissen bietet.

Psychologische Unterstützung und Linderung der Symptome

Die Gefäßchirurgie ist trotz ihrer sehr technischen und spezialisierten Seite nicht nur eine Frage von Skalpell und Nähten. Im Mittelpunkt dieses Fachgebiets stehen der Patient und seine Gefühle. Daher ist eine emotionale und klinische Begleitung von entscheidender Bedeutung, um eine optimale Genesung zu gewährleisten.

Der Mensch hinter dem Patienten :
Bevor er ein Patient ist, ist er ein Individuum mit seinen Ängsten, Sorgen und Hoffnungen. Die Vorfreude auf einen chirurgischen Eingriff oder die Erholung nach der Operation können Stress und Ängste verursachen. Der Krankenpfleger ist oft der erste Ansprechpartner, der die Patienten an die Hand nimmt und ihnen Sicherheit vermittelt.

Zuhören, um besser pflegen zu können :
Das aktive Zuhören ist eine der wertvollsten Fähigkeiten des Krankenpflegers. Indem er sich die Sorgen, Symptome und sogar das Unausgesprochene des Patienten anhört, ist der Krankenpfleger in der Lage, angemessene Antworten zu geben, seien sie nun medizinisch, informativ oder einfach nur tröstlich.

Strategien zur Schmerzbewältigung :
Schmerz ist eines der am häufigsten auftretenden Symptome. Seine Bewältigung erfordert eine regelmäßige Bewertung, die Verabreichung geeigneter Medikamente, aber auch nicht-medikamentöse Techniken wie Entspannung, Ablenkung oder Meditation.

Die Kraft der Worte :
Manchmal hilft es, über seine Beschwerden zu sprechen,

sie in Worte zu fassen, um sie besser zu verstehen. Ein informierter Patient, der seine Krankheit und den chirurgischen Prozess versteht, ist oft gelassener. Der Krankenpfleger übernimmt diese Rolle des Erziehers, des Übersetzers zwischen dem medizinischen Fachjargon und der Umgangssprache.

Zusammenarbeit mit psychosozialen Fachkräften :
Manche Patienten benötigen möglicherweise eine intensivere psychologische Betreuung, die über die Kompetenzen des Krankenpflegers hinausgeht. In diesen Fällen ist eine enge Zusammenarbeit mit Psychologen oder Psychiatern von entscheidender Bedeutung.

Ganzheitliche Pflege :
Über den Körper hinaus wird das gesamte Wesen betreut. Spiritualität, Glauben, Kultur - all diese Dimensionen können die Wahrnehmung von Krankheit und Pflege beeinflussen. Der Krankenpfleger berücksichtigt in seinem ganzheitlichen Ansatz diese verschiedenen Aspekte, um eine angepasste und personalisierte Pflege anzubieten.

Die Gefäßchirurgie ist wie viele andere medizinische Disziplinen nicht auf einen physischen Eingriff beschränkt. Psychologische Unterstützung und Symptomlinderung sind Schlüsselelemente der Betreuung, die es dem Patienten ermöglichen, diese Tortur unter den bestmöglichen Bedingungen zu durchleben. In diesem heiklen Ballett zwischen Körper und Geist ist der Krankenpfleger der Vermittler, der Führer, derjenige, der den sanften Übergang zwischen der medizinischen Welt und dem Erleben des Patienten sicherstellt.

Zusammenarbeit mit Palliative-Care-Teams

Die Gefäßchirurgie ist trotz ihrer entschiedenen Ausrichtung auf Eingriffe und Reparaturen wie alle Fachgebiete mit den

Grenzen der Medizin konfrontiert. Wenn eine Operation nicht mehr in Frage kommt oder wenn der Patient mit einem ungünstigen Krankheitsverlauf konfrontiert ist, ändert sich der Ansatz. Sie wird weniger interventionistisch und konzentriert sich mehr auf den Komfort und die Lebensqualität des Patienten. In diesem Zusammenhang ist die Zusammenarbeit mit Palliativteams von entscheidender Bedeutung.

Die Bedeutung der Kommunikation :
Die Schnittstelle zwischen dem Team der Gefäßchirurgie und der Palliativmedizin erfordert eine reibungslose Kommunikation. Jeder Fachmann bringt sein Fachwissen ein, und es ist von entscheidender Bedeutung, dass alle hinsichtlich des Pflegeplans und der Behandlungsziele auf dem gleichen Stand sind.

Von der Intervention zur Begleitung :
Die Rolle des Krankenpflegers in der Gefäßchirurgie wandelt sich. Während früher der Schwerpunkt auf der Vorbereitung auf die Operation und der postoperativen Erholung lag, wendet er sich nun der Linderung von Symptomen, der Schmerzbehandlung und vor allem der emotionalen und psychologischen Begleitung des Patienten und seiner Familie zu.

Das Lebensende menschlich gestalten :
Palliativmedizinische Teams sind Experten in der Kunst, das Lebensende menschlich zu gestalten. Sie bringen einen patientenzentrierten Ansatz mit, der die Wünsche, Ängste und Überzeugungen des Patienten mit einbezieht. Diese Sichtweise ist entscheidend, um ein würdevolles und friedliches Lebensende zu ermöglichen, selbst in einer Krankenhausumgebung.

Weiterbildung und Austausch von Fähigkeiten :
Die Zusammenarbeit ist nicht nur für den Patienten von Vorteil. Sie bietet auch den Fachkräften die Möglichkeit, sich auszutauschen, weiterzubilden und ihre Kompetenzen zu erweitern. So kann sich der Krankenpfleger in der

Gefäßchirurgie mit Techniken der Palliativmedizin vertraut machen, und umgekehrt kann das Palliativteam die Herausforderungen und Besonderheiten der Gefäßchirurgie besser verstehen.

Respekt für Entscheidungen und Autonomie :

Der Patient, der im Mittelpunkt dieses Ansatzes steht, behält seine Autonomie und sein Recht, informierte Entscheidungen zu treffen. Ob es darum geht, einen Eingriff abzulehnen, sich für eine weniger aggressive Vorgehensweise zu entscheiden oder den Ort zu wählen, an dem er seine letzten Momente verbringen möchte - jede Entscheidung wird respektiert und geehrt.

Die Zusammenarbeit zwischen den Krankenpflegern der Gefäßchirurgie und den Teams der Palliativmedizin ist ein perfektes Beispiel für die Komplementarität in der Medizin. Jedes Fachgebiet arbeitet mit seinem technischen Können, seiner Expertise und seiner Menschlichkeit gemeinsam daran, dem Patienten einen harmonischen, respektvollen und wohlwollenden Pflegeverlauf zu bieten. In diesem heiklen Tanz zwischen Leben und Sterben ist der Krankenpfleger das entscheidende Glied, das Bindeglied, das sicherstellt, dass jede Etappe mit Würde und Mitgefühl verläuft.

Kapitel 18:
MIT DER PFLEGE VERBUNDENE INFEKTIONEN

Vermeidung von Infektionen

Die Gefäßchirurgie mit ihren empfindlichen und oft invasiven Verfahren ist besonders anfällig für Infektionen. Infektionen können schwerwiegende Folgen für den Patienten haben, die Rekonvaleszenz verlängern und manchmal sogar den Erfolg des Eingriffs gefährden. Der Krankenpfleger in der Gefäßchirurgie ist der erste Schutzwall gegen die Infektionsgefahr.

Das Verständnis des Risikos :
Einer der ersten Schritte bei der Vermeidung von Infektionen ist das Verständnis der damit verbundenen Risiken. Bei Patienten in der Gefäßchirurgie können Grunderkrankungen wie Diabetes vorliegen, die sie anfälliger machen. Darüber hinaus kann auch die Verwendung von Gefäßimplantaten oder -prothesen das Infektionsrisiko erhöhen.

Handhygiene: Die wichtigste Geste :
Die Einfachheit dieser Geste darf nicht über ihre entscheidende Bedeutung hinwegtäuschen. Gründliches und regelmäßiges Händewaschen vor und nach jedem Patientenkontakt ist eine der wirksamsten Maßnahmen, um die Übertragung von Infektionserregern zu verhindern.

Angemessene Verwendung der persönlichen Schutzausrüstung (PSA) :
Handschuhe, Kittel, Masken und Schutzbrillen sind nur dann wirksam, wenn sie korrekt verwendet werden. Daher ist es für den Krankenpfleger von entscheidender Bedeutung, die Anwendungsprotokolle zu kennen und sicherzustellen, dass sie strikt eingehalten werden.

Überwachung von Eintrittspunkten :

Einschnittstellen, Katheter oder andere Eintrittsstellen in den Körper können Eintrittspforten für Bakterien sein. Der Krankenpfleger sollte diese Stellen regelmäßig auf Anzeichen einer Infektion wie Rötung, Hitze, Schmerzen oder Ausfluss überwachen.

Patientenschulung und -erziehung :

Der Patient selbst ist ein Hauptakteur bei der Verhütung von Infektionen. Der Krankenpfleger sollte daher sicherstellen, dass der Patient und seine Familie über die Anzeichen einer Infektion, die einzuhaltenden Hygienemaßnahmen und die Bedeutung einer raschen Meldung verdächtiger Symptome Bescheid wissen.

Desinfektionsprotokolle :

Ausrüstungen, Instrumente und Oberflächen in der Krankenhausumgebung müssen regelmäßig nach strengen Protokollen desinfiziert werden, um das Risiko einer Kontamination zu minimieren.

Die Prävention von Infektionen in der Gefäßchirurgie ist ein ständiger Kampf, der Strenge, Ausbildung und Wachsamkeit erfordert. Der Krankenpfleger ist aufgrund seiner zentralen Rolle in der Patientenversorgung und seiner Nähe zum Patienten ein Schlüsselakteur in diesem Präventionsprozess. Durch seine Interventionen und seine Wachsamkeit trägt er aktiv dazu bei, die Sicherheit des Patienten und den Erfolg der chirurgischen Verfahren zu gewährleisten.

Verwaltung und Behandlung postoperative Infektionen

In der Gefäßchirurgie ist eine postoperative Infektion nicht einfach nur eine Unannehmlichkeit. Sie stellt eine potenzielle Bedrohung für den Erfolg des Eingriffs und das Wohlbefinden des Patienten dar und kann manchmal sogar tödliche Folgen haben. Eine schnelle Behandlung, eine genaue Diagnose und eine angemessene Behandlung sind daher von entscheidender Bedeutung.

Frühzeitige Erkennung der Anzeichen :
Eine postoperative Infektion äußert sich häufig durch die klassischen Symptome: Rötung, Hitze, Schmerzen und Schwellung an der Operationsstelle, aber auch Fieber, Schüttelfrost oder eitriger Ausfluss. Der Krankenpfleger muss darin geschult werden, diese Anzeichen frühzeitig zu erkennen und unverzüglich zu handeln.

Probenentnahmen und Diagnosen :
Beim geringsten Verdacht auf eine Infektion werden Proben entnommen, um den verantwortlichen Krankheitserreger zu identifizieren. Dadurch kann die Antibiotikabehandlung gezielt ausgerichtet werden. Auch bildgebende Verfahren können eingesetzt werden, um das Ausmaß der Infektion zu beurteilen.

Schnelle medizinische Intervention :
Die medizinische Behandlung muss sofort erfolgen. Sie beginnt häufig mit der Verabreichung von Breitbandantibiotika, bis die Ergebnisse der Probenentnahme vorliegen. Wenn eine Eiteransammlung vorhanden ist, kann ein chirurgischer Eingriff erforderlich sein, um den Abszess zu entleeren.

Spezifische Krankenpfleger :
Neben der Verabreichung der verschriebenen Behandlungen spielt der Krankenpfleger eine entscheidende Rolle bei der Überwachung des Infektionsverlaufs. Sie muss für eine strikte Keimfreiheit der Wunden sorgen, die Operationsstelle sauber und desinfiziert halten und die Vitalparameter des Patienten regelmäßig überwachen.

Aufklärung und Beratung des Patienten :
Der Patient und seine Familie sollten darüber aufgeklärt werden, wie wichtig es ist, die Operationsstelle auf Anzeichen einer Infektion zu überwachen. Sie sollten auch

in der Durchführung lokaler Pflegemaßnahmen geschult werden, falls diese erforderlich sind, und darauf aufmerksam gemacht werden, wie wichtig es ist, die verschriebene Antibiotikatherapie genau zu befolgen.

Vorbeugung von Rückfällen :
Nach der Behandlung einer postoperativen Infektion ist eine regelmäßige Nachsorge wichtig, um Rückfälle zu vermeiden. Dies geschieht durch Kontrollbesuche, Bluttests und ggf. Anpassungen der Behandlung.

Das Management von postoperativen Infektionen in der Gefäßchirurgie ist eine große Herausforderung für die Patientensicherheit. Dank ihres Fachwissens, ihrer Wachsamkeit und ihrer Nähe zum Patienten stehen die Krankenpfleger in diesem Kampf an vorderster Front. Ihre Rolle bei der Erkennung, Behandlung und Prävention von Infektionen ist daher absolut zentral.

Die Herausforderungen des Widerstands auf Antibiotika

Die Entdeckung der Antibiotika im 20. Jahrhundert revolutionierte die moderne Medizin und bot ein starkes Heilmittel gegen eine Vielzahl von Infektionen, die zuvor oft tödlich waren. Mit der Zeit entwickelte sich jedoch eine unvorhergesehene Bedrohung: die Antibiotikaresistenz. Dieses Phänomen hat sich rasch ausgebreitet und ist zu einer großen Herausforderung für alle Bereiche der Medizin, einschließlich der Gefäßchirurgie, geworden.

1. Verständnis der Antibiotikaresistenz :
Antibiotikaresistenz tritt auf, wenn Bakterien die Fähigkeit entwickeln, die Wirkung von Medikamenten zu überlisten, die sie abtöten oder hemmen sollen. Dies kann das Ergebnis einer natürlichen Mutation oder einer Anpassung an die wiederholte Exposition gegenüber Antibiotika sein.

Diese resistenten Bakterien vermehren sich und breiten sich aus, wodurch Infektionen schwerer zu behandeln sind.

2. Implikationen für die Gefäßchirurgie :

Die Gefäßchirurgie, die sich mit Erkrankungen der Blutgefäße befasst, ist nicht vor Infektionen gefeit. Ob es sich um postoperative Infektionen oder Infektionen durch medizinische Geräte wie Katheter handelt, Antibiotikaresistenzen erschweren die Behandlung, verlängern die Genesungszeit, erhöhen die Behandlungskosten und erhöhen das Morbiditäts- und Mortalitätsrisiko.

3. Aktuelle Praktiken und Risiken :

Prophylaktische Antibiotika werden in der Gefäßchirurgie häufig zur Vermeidung von Infektionen eingesetzt. Ihre unangemessene oder übermäßige Verwendung kann jedoch zur Resistenzbildung beitragen. Darüber hinaus kann die Verschreibung von Antibiotika nach der Operation ohne klare Begründung das Problem verschärfen.

4. Die Notwendigkeit von Stewardship :

Die verantwortungsvolle Verwaltung von Antibiotika, oder "antibiotic stewardship", ist für die Bekämpfung von Resistenzen von entscheidender Bedeutung. Sie soll sicherstellen, dass Antibiotika sinnvoll eingesetzt werden, nur wenn es nötig ist und mit dem richtigen Wirkstoff, der richtigen Dosis, dem richtigen Verabreichungsweg und der richtigen Dauer.

5. Interdisziplinäre Zusammenarbeit :

Die Bekämpfung von Antibiotikaresistenzen erfordert einen kollaborativen Ansatz, an dem Chirurgen, Infektiologen, Pharmakologen und Krankenpfleger beteiligt sind. Gemeinsam können sie Protokolle entwickeln und umsetzen, um einen angemessenen Einsatz von Antibiotika zu gewährleisten.

6. Aufklären und sensibilisieren:

Es ist von entscheidender Bedeutung, medizinisches Personal, Patienten und die Öffentlichkeit über die Gefahren der Antibiotikaresistenz und die Bedeutung eines verantwortungsvollen Umgangs mit diesen Medikamenten aufzuklären.

Die Antibiotikaresistenz ist eine der drängendsten Herausforderungen der modernen Medizin. In der Gefäßchirurgie, wo das Infektionsrisiko allgegenwärtig ist, ist die Notwendigkeit, sich mit diesem Problem zu befassen, noch akuter. Es ist zwingend notwendig, Forschung, Bildung und Zusammenarbeit zu kombinieren, um die Wirksamkeit dieser lebenswichtigen Medikamente für zukünftige Generationen zu sichern.

Kapitel 19:
SCHNELLE ERHOLUNG NACH OPERATIONEN (RRAC)

Grundsätze von RRAC in der Gefäßchirurgie

Die Schnelle Verbesserte Chirurgische Rehabilitation (RRAC), auch bekannt unter dem englischen Begriff "Enhanced Recovery After Surgery" (ERAS), ist ein multidisziplinärer Ansatz zur Verbesserung der Genesung von Patienten nach einer Operation. Sie basiert auf einer Reihe von vordefinierten Protokollen, die versuchen, den chirurgischen Stress zu minimieren und eine schnelle Wiederherstellung der normalen Funktionen zu fördern. Obwohl die RRAC ursprünglich für die Kolorektalchirurgie entwickelt wurde, wurden ihre Prinzipien auch auf andere chirurgische Bereiche, einschließlich der Gefäßchirurgie, übertragen. Hier sind die wichtigsten Aspekte der RRAC, die auf die Gefäßchirurgie angewendet werden:

1. Präoperative Beurteilung und Vorbereitung:
   - **Ernährungsbewertung:** Erkennen und Behandeln von Unterernährung, um die postoperativen Ergebnisse zu verbessern.
   - **Medizinische Optimierung:** Umgang mit Komorbiditäten wie Diabetes, Bluthochdruck und Herzerkrankungen.
   - **Patientenaufklärung:** Informieren Sie den Patienten über den chirurgischen Prozess, die Erwartungen an die Genesung und die Bedeutung der Frühmobilisierung.
   - **Prähabilitation:** Physische, ernährungsbezogene und psychologische Stärkung des Patienten vor dem Eingriff.

2. Anästhesie und Analgesie:
- **Regionalanästhesie:** Wenn möglich bevorzugen, um die Nebenwirkungen von Allgemeinanästhetika zu verringern.
- **Multimodales Schmerzmanagement:** Kombinierter Einsatz von Analgetika zur Optimierung der Schmerzlinderung bei gleichzeitiger Reduzierung von Opioiden.

3. Trauma-minimierende Operationstechniken:
- **Minimaler chirurgischer Zugang:** Bevorzugen Sie endovaskuläre Techniken oder kleine Inzisionen, wenn dies angemessen ist.
- **Verhinderung von Blutverlust:** Einsatz von Techniken und Hilfsmitteln, die Blutungen reduzieren.

4. Postoperativ:
- **Frühmobilisierung:** Ermutigen Sie den Patienten, so bald wie möglich nach der Operation aufzustehen und sich zu bewegen.
- **Frühzeitige Nahrungsaufnahme:** Schnelle Wiedereinführung einer normalen Ernährung.
- **Begrenzung von Drainagen und Kathetern:** Schnelles Entfernen, um die Mobilität zu fördern und das Infektionsrisiko zu verringern.
- **Umgang mit Übelkeit und Erbrechen :** Verwendung von antiemetischen Medikamenten zur Vorbeugung und Behandlung der Symptome.

5. Postoperative Nachsorge :
- **Entlassungskriterien:** Legen Sie klare Kriterien für die Entlassung aus dem Krankenhaus fest.
- **Nachsorge zu Hause:** Sicherstellung der Nachsorge, um mögliche Komplikationen schnell zu erkennen und zu behandeln.

6. Fortlaufende Überprüfung :
- **Prüfung und Feedback:** Regelmäßige Bewertung der RRAC-Protokolle, um sicherzustellen, dass sie wirksam sind, und um Verbesserungen vorzunehmen.

Die RRAC in der Gefäßchirurgie bietet die Möglichkeit, die Qualität der Versorgung und die Ergebnisse für die Patienten zu verbessern. Durch einen multidisziplinären Ansatz zielt sie darauf ab, das chirurgische Trauma zu minimieren, eine schnelle Genesung zu fördern und die Dauer des Krankenhausaufenthalts zu verkürzen.

Die Schlüsselrolle des Krankenpflegers im RRAC-Parcours

Die Schnelle Verbesserte Chirurgische Rehabilitation (RRAC) ist ein innovativer Ansatz im chirurgischen Behandlungsverlauf. Sie erfordert ein eingespieltes, multidisziplinäres Team, in dem der Krankenpfleger eine zentrale Rolle spielt. Von der präoperativen bis zur postoperativen Nachsorge steht der Krankenpfleger im Mittelpunkt der Umsetzung und des Erfolgs von RRAC.

1. Aufklärung und Vorbereitung des Patienten :
Der Krankenpfleger ist häufig die erste Anlaufstelle für den Patienten. Seine Aufgabe ist es, den Patienten über das Verfahren zu informieren und darüber, was ihn vor, während und nach der Operation erwartet. Diese präoperative Aufklärung ist entscheidend, um die Angst des Patienten zu verringern und ihm das nötige Rüstzeug zu geben, um aktiv an seiner Genesung mitzuwirken.

2. Präoperative Beurteilung :
Der Krankenpfleger spielt eine Schlüsselrolle bei der Risikobewertung und der präoperativen Vorbereitung. Dazu gehört die Überprüfung der Krankengeschichte, die Koordination mit anderen Spezialisten, falls erforderlich, und die Sicherstellung, dass alle präoperativen Protokolle eingehalten werden.

3. Intraoperative Koordination :
Obwohl der chirurgische Eingriff hauptsächlich in den

Händen des Chirurgen liegt, sorgt der Krankenpfleger im Operationssaal für die Sicherheit des Patienten, bereitet die erforderliche Ausrüstung vor und überprüft sie und arbeitet eng mit dem Anästhesisten und dem Chirurgen zusammen.

4. Unterstützung nach der Operation :

Nach der Operation ist der Krankenpfleger entscheidend für die Überwachung des Patienten, die Verabreichung von Schmerzmitteln, die frühzeitige Mobilisierung und die Förderung der Nahrungsaufnahme. Er ist auch dafür verantwortlich, mögliche Komplikationen zu erkennen und zu behandeln und sich mit anderen Teammitgliedern zu koordinieren, um eine umfassende Betreuung zu gewährleisten.

5. Postoperative Aufklärung :

Vor der Rückkehr nach Hause wiederholt der Krankenpfleger die postoperativen Ratschläge, informiert über die zu beobachtenden Anzeichen und Symptome und beruhigt den Patienten über den Heilungsprozess. Er bietet auch Ressourcen für die Nachsorge an und beantwortet Fragen des Patienten und seiner Familie.

6. Nachsorge :

Der Krankenpfleger ist oft die erste Person, an die sich Patienten wenden, wenn sie nach der Rückkehr nach Hause Bedenken haben. Er beurteilt das Wohlbefinden des Patienten, beantwortet seine Fragen und leitet ihn ggf. an die richtige medizinische Fachkraft weiter.

7. Kontinuierliche Verbesserung :

Als aktives Mitglied des Operationsteams nimmt der Krankenpfleger auch an der Überarbeitung der RRAC-Protokolle teil und bringt dabei wertvolles Feedback für die kontinuierliche Verbesserung der Pflege ein.

Im RRAC-Parcours ist der Krankenpfleger weit mehr als nur ein ausführendes Organ. Er ist eine zentrale Säule der Patientenversorgung und stellt sicher, dass jeder Schritt des Prozesses für eine schnelle und effektive Genesung optimiert wird. Sein Fachwissen, sein Mitgefühl und sein

Engagement für den Patienten sind entscheidend für den Erfolg der RRAC.

Nutzen und Herausforderungen dieses Ansatzes

Die Rapid Improved Chirurgical Rehabilitation (RRAC) ist ein multidisziplinärer Ansatz, der darauf abzielt, die Genesung des Patienten nach einer Operation zu optimieren, indem Komplikationen minimiert und die Dauer des Krankenhausaufenthalts verkürzt werden. Obwohl sie viele Vorteile bietet, ist die Umsetzung der RRAC auch mit Herausforderungen verbunden. Lassen Sie uns einen Blick auf die Vorteile und Hindernisse dieses Ansatzes werfen.

Nutzen :

1. Beschleunigte Genesung: Die RRAC-Protokolle fördern eine schnellere Genesung, sodass die Patienten ihre Selbstständigkeit und Lebensqualität schneller wiedererlangen können.

2. Verringerung von Komplikationen: Durch eine bessere präoperative Vorbereitung und eine optimierte Betreuung während und nach der Operation trägt die RRAC dazu bei, das Risiko von postoperativen Komplikationen zu verringern.

3. Kürzere Krankenhausaufenthalte**: Eine schnelle Genesung bedeutet auch einen kürzeren Krankenhausaufenthalt, was die Kosten senkt und Betten für andere Patienten frei macht.

4. Zufriedenheit der Patienten : Ein besseres Schmerzmanagement, eine frühzeitige Mobilisierung und klare Informationen verbessern die Erfahrungen und die Zufriedenheit der Patienten.

5. Finanzielle Einsparungen: Die Verkürzung der Aufenthaltsdauer und die Verringerung von Komplikationen können zu erheblichen Einsparungen für Gesundheitseinrichtungen führen.

Herausforderungen :

1. Widerstand gegen Veränderungen : Die Einführung eines RRAC-Programms kann bei den Pflegeteams, die an langjährig etablierte Protokolle gewöhnt sind, auf Widerstand stoßen.

2. Schulung und Ausbildung: Der Erfolg von RRAC erfordert eine angemessene Ausbildung der Angehörigen der Gesundheitsberufe in diesem Ansatz und eine kontinuierliche Ausbildung, um mit der Weiterentwicklung der Protokolle Schritt zu halten.

3. Multidisziplinäre Koordination: DRAC erfordert eine enge Zusammenarbeit zwischen verschiedenen Gesundheitsfachkräften (Chirurgen, Anästhesisten, Krankenpflegern, Physiotherapeuten ...). Diese Koordination kann schwierig zu etablieren und aufrechtzuerhalten sein.

4. Management der Erwartungen : Es ist entscheidend, die Patienten angemessen über die RRAC zu informieren, um ihre Erwartungen zu steuern. Einige könnten eine sofortige Genesung erwarten und enttäuscht sein, wenn dies nicht der Fall ist.

5. Anpassungsfähigkeit: Nicht alle Patienten kommen für eine DRAC in Frage. Daher ist es von entscheidender Bedeutung, jeden Fall individuell zu bewerten und das Protokoll entsprechend anzupassen.

Die RRAC bietet einen vielversprechenden Ansatz zur Verbesserung der chirurgischen Ergebnisse und der Patientenzufriedenheit. Ihre Umsetzung erfordert jedoch eine sorgfältige Planung, angemessene Schulungen und eine interprofessionelle Zusammenarbeit, um die mit diesem Paradigmenwechsel in der chirurgischen Versorgung verbundenen Herausforderungen zu bewältigen.

Kapitel 20:
DIE ZUKUNFT DER GEFÄßCHIRURGIE: INNOVATIONEN UND HERAUSFORDERUNGEN

Neue Techniken und Materialien

Die Gefäßchirurgie macht, wie andere medizinische Bereiche auch, dank Forschung und Innovation ständig Fortschritte. Neue Techniken und Materialien erhöhen die Sicherheit der Eingriffe, verkürzen die Genesungszeit der Patienten und verbessern die langfristigen Ergebnisse. Lassen Sie uns gemeinsam die wichtigsten Fortschritte in diesem Bereich entdecken.

1. Endovaskuläre Techniken :
Bei diesen minimalinvasiven Techniken werden Katheter und andere Geräte durch einen kleinen Einschnitt eingeführt, sodass Gefäßprobleme ohne offene Operation behandelt werden können. Sie bieten eine kürzere Erholungszeit und weniger postoperative Komplikationen.

2. Medikamentenfreisetzende Stents :
Stents, das sind röhrenförmige Vorrichtungen, die eingesetzt werden, um ein Blutgefäß offen zu halten, werden nun mit Medikamenten imprägniert, die dabei helfen, Restenose oder eine Verengung des Gefäßes nach der Operation zu verhindern.

3. Biologisch abbaubare Materialien :
Diese Materialien bieten den Vorteil, dass sie ein Gefäß vorübergehend stützen, während sie allmählich vom Körper aufgenommen werden. Sie verringern das Risiko langfristiger Komplikationen, die mit dauerhaften Vorrichtungen verbunden sind.

4. 3D-Bildgebung in Echtzeit :

Diese Technologie ermöglicht es Chirurgen, die Gefäßanatomie des Patienten während der Operation genau zu visualisieren, wodurch die Genauigkeit und Sicherheit des Eingriffs verbessert wird.

5. Chirurgische Robotik :

Immer ausgefeiltere Roboter unterstützen Chirurgen und ermöglichen es ihnen, Eingriffe mit größerer Präzision und noch kleineren Schnitten durchzuführen.

6. Biomimikry :

Innovative Materialien werden so entwickelt, dass sie die Struktur und Funktion von menschlichem Gewebe nachahmen, eine bessere Integration ermöglichen und das Risiko von Abstoßungsreaktionen oder Komplikationen verringern.

7. Techniken zur postoperativen Überwachung :

Neue Geräte ermöglichen eine kontinuierliche Überwachung des Blutflusses und der Gefäßgesundheit nach der Operation und gewährleisten, dass bei Anomalien schnell eingegriffen werden kann.

8. Gen- und Zelltherapien :

Die Forschung im Bereich der Gen- und Zelltherapien zur Förderung der vaskulären Reparatur und Regeneration geht weiter und bietet einen neuen Weg zur Behandlung von Gefäßerkrankungen ohne Operation.

Die Kombination aus Technologie, Innovation und medizinischer Forschung treibt die Gefäßchirurgie weiterhin zu neuen Horizonten. Diese Fortschritte, bei denen das Wohlbefinden und die Sicherheit des Patienten im Mittelpunkt stehen, verstärken die Bedeutung einer kontinuierlichen Fortbildung für medizinisches Fachpersonal, um sicherzustellen, dass diese neuen Techniken und Materialien angenommen und beherrscht werden.

Gefäßchirurgie im digitalen Zeitalter

Der Anbruch des digitalen Zeitalters hat viele Disziplinen verändert, und die Gefäßchirurgie bildet hier keine Ausnahme. Während sich die digitalen Technologien weiterhin rasant entwickeln, verspricht ihre Integration in den medizinischen Bereich eine effizientere, präzisere und individuellere Versorgung der Patienten. Lassen Sie uns in diese faszinierende Welt eintauchen, in der Technologie und Medizin aufeinandertreffen.

1. Fortgeschrittene Bildgebung und Diagnostik :
Dank der digitalen Technologie haben bildgebende Verfahren wie die Angiografie oder die Computertomografie eine nie dagewesene Genauigkeit erreicht. Hochauflösende Bilder liefern Gefäßchirurgen detaillierte Ansichten der Blutgefäße, die genauere Diagnosen und gezielte chirurgische Eingriffe ermöglichen.

2. Simulation und Bildung :
Digitale Simulatoren bieten Chirurgen in der Ausbildung die Möglichkeit, komplexe Eingriffe in einer virtuellen Umgebung durchzuführen. Dadurch werden ihre Fähigkeiten gestärkt, Fehler reduziert und die Patientensicherheit erhöht.

3. Robotik und chirurgische Unterstützung :
Computergestützte Roboter werden mittlerweile routinemäßig in der Gefäßchirurgie eingesetzt. Sie ermöglichen präzisere und stabilere Bewegungen als die menschliche Hand und bieten gleichzeitig eine bessere Visualisierung des Operationsgebiets.

4. Elektronische Patientenakten :
Diese Systeme zentralisieren die medizinischen Informationen des Patienten, erleichtern den Informationsaustausch zwischen Spezialisten, verbessern die Koordination der Pflege und reduzieren medizinische Fehler.

5. Telemedizin :

Die Fernkonsultation ist zu einer Realität geworden. Sie ermöglicht Patienten den Zugang zu Fachärzten, auch wenn sie in abgelegenen Gebieten wohnen. Im Bereich der Gefäße kann dies eine postoperative Überwachung aus der Ferne oder Konsultationen für Zweitmeinungen bedeuten.

6. Apps und Wearables :

Tragbare Geräte und mobile Anwendungen ermöglichen nun die kontinuierliche Überwachung bestimmter Vitaldaten. Sie bieten einen Echtzeitblick auf die Gefäßgesundheit des Patienten und ermöglichen es, bei Anomalien zu warnen.

7. Künstliche Intelligenz und Datenanalyse :

KI kann dabei helfen, große Datenmengen schnell zu analysieren, Trends oder Anomalien zu erkennen und sogar Behandlungsvorschläge zu machen. Sie könnte die frühzeitige Behandlung von Gefäßerkrankungen revolutionieren.

8. 3D-Drucker :

Obwohl sich der 3D-Druck noch in der Experimentierphase befindet, hat er das Potenzial, maßgeschneiderte Gefäßtransplantate für Patienten herzustellen, die auf ihrer einzigartigen Anatomie basieren.

Das digitale Zeitalter mit seinen technologischen Innovationen verschiebt die Grenzen dessen, was in der Gefäßchirurgie möglich ist. Es bringt zwar Herausforderungen mit sich, insbesondere in Bezug auf Datensicherheit und Ethik, eröffnet aber auch spannende Horizonte zur Verbesserung der Patientenversorgung. Als Angehörige der Gesundheitsberufe ist es von entscheidender Bedeutung, sich an diese Entwicklung anzupassen, sich kontinuierlich weiterzubilden und diese Werkzeuge anzunehmen, um unseren Patienten das Beste zu bieten.

Ethische Herausforderungen
medizinische Innovationen

Jeder große technologische Fortschritt bringt eine Reihe von ethischen Dilemmas mit sich. Medizinische Innovationen sind trotz ihrer unbestreitbaren Vorteile für die Gesundheit und die Lebensqualität nicht frei von diesen Fragestellungen. Ärzte, Forscher, Gesetzgeber und sogar Patienten sehen sich mit neuen Herausforderungen konfrontiert, die ein gründliches Nachdenken erfordern.

1. Gleichheit und Zugänglichkeit :
Eines der größten Anliegen ist die Zugänglichkeit neuer Technologien. Wer kann von diesen Innovationen profitieren? Wie kann sichergestellt werden, dass medizinische Fortschritte allen zugute kommen und die sozioökonomischen Ungleichheiten nicht noch weiter verschärfen?

2. Privatsphäre und Datenschutz :
Mit dem Aufschwung der Telemedizin, elektronischer Patientenakten und vernetzter Geräte nimmt auch die Sammlung sensibler Daten zu. Wie kann die Sicherheit und Vertraulichkeit dieser Informationen gewährleistet werden?

3. Informierte Zustimmung :
Versteht der Patient wirklich die Auswirkungen und Risiken neuer Technologien und Behandlungen? Wie kann sichergestellt werden, dass seine Zustimmung wirklich informiert ist, insbesondere wenn es sich um eine **komplexe** Innovation handelt?

4. Experimente und Tests :
Bevor eine Innovation breite Akzeptanz findet, muss sie getestet werden. Welche ethischen Kriterien gelten für die Durchführung klinischer Tests, insbesondere wenn es sich um eine radikal neue Technologie handelt?

5. Modulation und Verbesserung des menschlichen Körpers :

Wo sollte man angesichts von Innovationen wie der Genomik oder neuronalen Implantaten die Grenze zwischen Pflege und "Verbesserung" des menschlichen Körpers ziehen? Ist es ethisch vertretbar, über die bloße Heilung hinauszugehen?

6. Genetische Eingriffe :

Die Möglichkeit, das menschliche Genom zu verändern, insbesondere mit Werkzeugen wie CRISPR, eröffnet enorme Chancen, aber auch tiefe ethische Dilemmata, insbesondere im Hinblick auf transgenerationale Veränderungen.

7. Künstliche Intelligenz in der Medizin :

KI bietet ein enormes Potenzial für Diagnose und Behandlung, aber wer haftet im Falle eines Fehlers? Wie kann sichergestellt werden, dass die KI faire und vorurteilsfreie Entscheidungen trifft?

8. Lebensende und Innovationen :

Medizinische Technologien können manchmal das Leben verlängern, aber zu welchen Kosten für die Lebensqualität? In welchen Fällen ist es ethisch vertretbar, eine Technologie zur Lebensverlängerung einzusetzen oder abzulehnen?

Medizinische Innovationen sind ein gewaltiger Motor für den Fortschritt, doch sie müssen von soliden ethischen Überlegungen geleitet werden. Es steht viel auf dem Spiel und erfordert die Zusammenarbeit von Angehörigen der Gesundheitsberufe, Patienten, Gesetzgebern und Ethikexperten, um sicherzustellen, dass technologische Fortschritte tatsächlich dem menschlichen Wohlergehen dienen.

Kapitel 21:
ÜBERGANG ZWISCHEN KRANKENHAUS UND ZUHAUSE

Planung der Ausreise und Patientenbildung

Der Übergang zwischen einem Krankenhausaufenthalt und der Rückkehr nach Hause ist ein Schlüsselmoment in der medizinischen Versorgung, und hier spielt der Krankenpfleger eine entscheidende Rolle. Eine gut geplante Entlassung und eine angemessene Aufklärung des Patienten sind entscheidend, um eine sichere Rekonvaleszenz zu gewährleisten und das Risiko von Komplikationen oder erneuten Krankenhauseinweisungen zu verringern.

1. Ersteinschätzung :
Der Krankenpfleger muss zunächst den Gesundheitszustand des Patienten, sein Verständnis, seine Bedürfnisse und die zu Hause verfügbaren Ressourcen einschätzen. Anhand dieser Einschätzung kann der Entlassungsplan individuell angepasst werden.

2. Koordination mit dem medizinischen Team :
In Zusammenarbeit mit dem Arzt erstellt der Krankenpfleger einen Pflegeplan, der nach der Rückkehr des Patienten nach Hause befolgt werden soll. Dies kann Folgetermine, Medikamentenanpassungen oder andere Empfehlungen beinhalten.

3. Unterricht in Selbstfürsorge :
Es ist äußerst wichtig, den Patienten darüber aufzuklären, wie er auf sich selbst aufpassen kann. Dazu gehören der Umgang mit Medikamenten, das Erkennen von

Warnzeichen, die Wundversorgung, empfohlene körperliche Aktivität und andere spezifische Anweisungen.

4. Emotionale Unterstützung :
Die Rückkehr nach Hause nach einer Operation oder einer Krankheit kann Angst auslösen. Der Krankenpfleger sollte emotionale Unterstützung bieten, die Fragen des Patienten beantworten und ihn gegebenenfalls an psychosoziale Fachkräfte oder Selbsthilfegruppen verweisen.

5. Bedarfsplanung zu Hause :
Manche Patienten benötigen zu Hause spezielle Ausstattungen wie ein Pflegebett, einen Rollator oder andere technische Hilfsmittel. Der Krankenpfleger koordiniert diese Versorgung.

6. Unterstützungsnetzwerk :
Es ist entscheidend, die Familie, Freunde oder natürlichen Pflegepersonen, die dem Patienten bei der häuslichen Pflege helfen können, zu ermitteln und einzusetzen. Sie in den spezifischen Aufgaben, die der Patient benötigt, zu schulen, gewährleistet die Kontinuität der Pflege.

7. Gemeinschaftliche Ressourcen :
Der Krankenpfleger kann den Patienten an lokale Ressourcen verweisen, z. B. an häusliche Pflegedienste, Rehabilitationsprogramme oder Patientenorganisationen.

8. Folge :
Eine Nachsorge nach der Entlassung, sei es per Telefon, Telemedizin oder bei Hausbesuchen, stellt sicher, dass es dem Patienten gut geht und er sich an die medizinischen Anweisungen hält.

Die Planung der Entlassung und die Aufklärung des Patienten sind entscheidende Schritte, um einen reibungslosen Übergang vom Krankenhaus in die häusliche Umgebung zu gewährleisten. Indem der Krankenpfleger

Zeit und Energie in diese Schritte investiert, spielt er eine entscheidende Rolle für das Wohlbefinden und die Genesung des Patienten.

Postoperative Überwachung zu Hause

Nach einer Gefäßoperation endet die Erholungsphase nicht, sobald der Patient das Krankenhaus verlassen hat. Die postoperative Überwachung zu Hause ist entscheidend, um eine vollständige Genesung zu gewährleisten, Komplikationen vorzubeugen und das Wohlbefinden des Patienten sicherzustellen.

1. Ersteinschätzung nach der Entlassung :
Sobald der Patient nach Hause entlassen wird, sollte er sich der Bedeutung einer regelmäßigen Beurteilung seines Zustands bewusst sein. Diese Beurteilung umfasst die Überprüfung der Vitalzeichen, die Überwachung von Operationswunden und die Einhaltung der zu erwartenden postoperativen Symptome.

2. Nachsorge der Wunden :
Der operierte Bereich erfordert besondere Aufmerksamkeit. Der Krankenpfleger bringt dem Patienten bei, wie er die Wunde auf Anzeichen einer Infektion, Blutung oder andere Anomalien hin überprüfen kann.

3. Umgang mit Schmerzen :
Schmerzen sind ein häufiges Symptom nach einer Operation. Es ist wichtig, dass der Patient weiß, wie er die Schmerzen mithilfe von verschriebenen Medikamenten und nicht-pharmakologischen Methoden in den Griff bekommen kann, wobei er auf mögliche Nebenwirkungen achten muss.

4. Körperliche Aktivität :
Je nach Art des Eingriffs werden spezifische Empfehlungen zur körperlichen Aktivität gegeben. Es ist entscheidend,

diese Richtlinien einzuhalten, um eine optimale Heilung zu fördern und möglichen Komplikationen vorzubeugen.

5. Ernährung und Flüssigkeitszufuhr :

Die Ernährung kann bei der Genesung eine entscheidende Rolle spielen. Eine gute Hydratation und eine ausgewogene Ernährung helfen bei der Wundheilung und der allgemeinen Erholung.

6. Warnzeichen :

Der Patient sollte über Warnzeichen oder ungewöhnliche Symptome informiert werden, die er sofort melden sollte, wie z. B. Brustschmerzen, plötzliche Schwäche, übermäßige Schwellung oder Hautveränderungen.

7. Medikation :

Die strikte Einhaltung des Medikamentenregimes ist von größter Bedeutung. Der Patient muss sich der Zeiten, Dosierungen und möglichen Wechselwirkungen der Medikamente bewusst sein.

8. Nachsorgebesuche :

Häufig sind postoperative Termine mit dem Chirurgen oder dem medizinischen Team erforderlich, um den Heilungsverlauf zu beurteilen.

9. Emotionale Unterstützung :

Eine Operation kann psychologische Auswirkungen haben. Die Unterstützung von Angehörigen oder sogar einer Fachkraft kann sich als vorteilhaft erweisen, um mit den Emotionen nach der Operation umzugehen.

Die postoperative Überwachung zu Hause ist ein entscheidender Schritt im Heilungsprozess. Durch die enge Zusammenarbeit mit dem medizinischen Fachpersonal und die Befolgung der Richtlinien erhöht der Patient seine Chancen auf eine erfolgreiche Genesung und eine verbesserte Lebensqualität nach dem Eingriff.

Zusammenarbeit mit der häuslichen Pflege und Rehabilitation

Die Zeit nach einem chirurgischen Eingriff ist kritisch, nicht nur für die körperliche Genesung, sondern auch für die emotionale und psychologische Erholung des Patienten. Die Verknüpfung von Krankenhausbehandlung und häuslicher Pflege sowie Rehabilitation ist von entscheidender Bedeutung, um eine vollständige und qualitativ hochwertige Genesung zu gewährleisten.

1. Der Übergang von der Krankenhausversorgung in die häusliche Umgebung :
Die Entlassung aus dem Krankenhaus ist ein Schlüsselmoment. Sie erfordert eine genaue Koordination zwischen dem Krankenhausteam, dem häuslichen Pflegedienst und der Familie des Patienten, um sicherzustellen, dass alle notwendigen Ressourcen vorhanden sind.

2. Beurteilung zu Hause :
Anbieter häuslicher Pflege führen eine Ersteinschätzung durch, um das Umfeld des Patienten zu verstehen, spezifische Bedürfnisse zu ermitteln und einen geeigneten Pflegeplan zu erstellen.

3. Rehabilitation: ein entscheidender Schritt :
Nach einer Gefäßoperation kann eine Rehabilitationsphase erforderlich sein, um Mobilität, Kraft und Ausdauer wiederzuerlangen. Diese Phase wird durch Physiotherapeuten, Ergotherapeuten und andere Spezialisten erleichtert, die eng mit dem Krankenpfleger zusammenarbeiten.

4. Überwachung und Anpassung des Pflegeplans :
Je nachdem, wie sich der Patient entwickelt, müssen die häusliche Pflege und die Rehabilitationsprogramme möglicherweise angepasst werden. Eine reibungslose Kommunikation zwischen allen Beteiligten ist entscheidend, um sich an die Veränderungen anzupassen.

5. Aufklärung und Befähigung des Patienten :

Der Krankenpfleger spielt in Zusammenarbeit mit dem häuslichen Pflegeteam eine entscheidende Rolle bei der Aufklärung des Patienten und seiner Familie über die postoperative Pflege, Medikamente, Ernährung, Bewegung und andere für die Genesung wichtige Elemente.

6. Psychologische und soziale Unterstützung :

Neben den physiologischen Bedürfnissen können Patienten nach einer Operation auch auf emotionale und soziale Herausforderungen stoßen. Psychologische Unterstützung durch Fachkräfte oder Selbsthilfegruppen sowie soziale Begleitung können von Vorteil sein.

7. Umgang mit Komplikationen :

Das schnelle Eingreifen bei möglichen Komplikationen ist von entscheidender Bedeutung. Der Krankenpfleger muss in Zusammenarbeit mit dem häuslichen Pflegeteam wachsam und darauf vorbereitet sein, im Falle eines Problems schnell zu handeln.

Die enge Zusammenarbeit zwischen Krankenhaus, häuslicher Pflege und Rehabilitation ist grundlegend für eine optimale Genesung nach einer Gefäßoperation. Diese Allianz bietet eine ganzheitliche Betreuung des Patienten, die auf seine körperlichen, emotionalen und sozialen Bedürfnisse eingeht und seine Rückkehr in ein normales und aktives Leben optimiert.

Kapitel 22:
VASKULÄRE TRAUMATA
UND BETREUUNG

Erste Bewertung des Traumas

Die sofortige Behandlung von Traumapatienten ist entscheidend, um den Schweregrad der Verletzungen zu bestimmen, einen geeigneten Behandlungsplan zu erstellen und die Erholungschancen zu verbessern. Die Genauigkeit und Schnelligkeit dieser ersten Einschätzung kann über Leben und Tod entscheiden. Im Folgenden wird erläutert, wie dieser entscheidende Schritt in der Behandlung von Traumapatienten abläuft:

1. Sicherheit gewährleisten und den Patienten stabilisieren :
Sobald ein traumatisierter Patient eintrifft, ist der erste Schritt, seine Sicherheit und die des medizinischen Teams zu gewährleisten. Dies beinhaltet die Überprüfung der Atemwege, die Sicherstellung der Atmungsfähigkeit und die Stabilisierung des Blutkreislaufs.

2. Schnelles Sammeln von Informationen :
Es ist unbedingt erforderlich, schnell eine Anamnese des Traumas zu erhalten. Welcher Art war das Trauma? Wie ist es aufgetreten? Gibt es andere Opfer? Diese Informationen können dem medizinischen Team helfen, bestimmte Probleme vorherzusehen und die notwendigen Maßnahmen zu planen.

3. Primäre körperliche Untersuchung :
Es wird eine schnelle, aber systematische Untersuchung durchgeführt, um potenziell lebensbedrohliche Verletzungen zu erkennen. Dazu gehören die Überprüfung der Vitalfunktionen, die Beurteilung des neurologischen Zustands und die Erkennung möglicher Blutungen.

4. Gründliche Zweituntersuchung :

Nachdem der Patient stabilisiert wurde, wird eine ausführlichere Untersuchung durchgeführt, um andere, weniger offensichtliche, aber ebenso schwerwiegende Verletzungen zu erkennen. Dieser Prozess umfasst Inspektion, Palpation, Perkussion und Auskultation.

5. Verwendung von bildgebenden Diagnoseverfahren :

Werkzeuge wie Röntgen, Ultraschall, Computertomographie (CT) und Magnetresonanztomographie (MRT) können verwendet werden, um einen detaillierten Einblick in innere Verletzungen zu erhalten.

6. Ermittlung der Behandlungsprioritäten :

Anhand der ermittelten Verletzungen legt das medizinische Team eine Rangfolge der Behandlungsprioritäten fest. Einige Maßnahmen sind möglicherweise sofort erforderlich, während andere warten können.

7. Kommunikation mit dem Patienten und der Familie :

Es ist von entscheidender Bedeutung, dem Patienten und seiner Familie die Ergebnisse der Beurteilung mitzuteilen und gleichzeitig Informationen über die nächsten Schritte der Behandlung zu liefern.

Die Ersteinschätzung eines Traumas ist ein entscheidender Schritt, der ein strukturiertes, methodisches und schnelles Vorgehen erfordert. Die Fähigkeit, den Schweregrad eines Traumas schnell und genau einzuschätzen, kann die Überlebens- und Erholungschancen des Patienten erheblich verbessern. Die Zusammenarbeit zwischen allen Mitgliedern des medizinischen Teams ist für eine effektive und effiziente Traumabehandlung von entscheidender Bedeutung.

Notfalleinsätze und Stabilisierung

Wenn in der Gefäßchirurgie eine Krise auftritt, zählt jede Sekunde. Gefäßkomplikationen können schnell zu irreversiblen Schäden an Gewebe und Organen führen oder das Leben des Patienten gefährden. In solchen Momenten der Hochspannung müssen Notfallmaßnahmen wirksam eingesetzt werden, um den Patienten zu stabilisieren und weitere Schäden zu verhindern.

1. Schnelle Einschätzung :
Vor jeder Intervention ist eine schnelle Einschätzung des Zustands des Patienten von größter Bedeutung. Diese Beurteilung sollte den Schweregrad der Situation und die betroffenen Organsysteme bestimmen und die unmittelbaren Prioritäten festlegen.

2. Aufrechterhaltung der Vitalfunktionen :
Notfallmaßnahmen konzentrieren sich häufig auf die Aufrechterhaltung der Vitalfunktionen. Dies beinhaltet die Stabilisierung der Atemwege, die Sicherstellung einer angemessenen Beatmung und die Wiederbelebung des Kreislaufs, um eine angemessene Perfusion der Organe zu gewährleisten.

3. Kontrolle von Blutungen :
Im Zusammenhang mit der Gefäßchirurgie ist eine unerwartete Blutung einer der häufigsten Notfälle. Ein schneller Zugang zur Blutungsstelle, eine direkte Kompression, die Verwendung von blutstillenden Vorrichtungen und ggf. chirurgische Eingriffe können unerlässlich sein.

4. Verabreichung von Notfallmedikamenten :
Je nach Art des Notfalls können Medikamente wie vasoaktive Wirkstoffe, Analgetika oder Antiarrhythmika verabreicht werden, um den Patienten zu stabilisieren.

5. Chirurgische Eingriffe :
Wenn nicht-chirurgische Maßnahmen nicht ausreichen, kann ein chirurgischer Eingriff erforderlich sein, um das

Problem zu lösen. Dazu kann die Reparatur eines beschädigten Gefäßes, die Entfernung eines Gerinnsels oder das Anlegen eines Shunts gehören.

6. Kontinuierliche Überwachung :
Sobald die Notfallsituation bewältigt ist, ist eine ständige Überwachung des Patienten erforderlich. Die Vitalparameter, die Diurese, die Sauerstoffwerte und andere Vitalzeichen werden genau überwacht, um sicherzustellen, dass der Patient stabil bleibt.

7. Psychologische Unterstützung :
Die psychologischen Auswirkungen eines medizinischen Notfalls auf den Patienten und seine Angehörigen sollten nicht vernachlässigt werden. Für eine klare Kommunikation zu sorgen und psychologische Unterstützung anzubieten, kann helfen, Angst und Furcht zu lindern.

Notfalleingriffe in der Gefäßchirurgie erfordern ein kompetentes Ärzteteam, hochmoderne Geräte und etablierte Verfahren zur effektiven Bewältigung von Komplikationen. Das Hauptziel besteht darin, den Patienten so schnell wie möglich zu stabilisieren und gleichzeitig das Risiko weiterer Schäden zu minimieren. In diesen kritischen Momenten sind Koordination, schnelles Handeln und Fachwissen entscheidend, um Leben zu retten.

Wiederherstellung und Rehabilitation posttraumatisch

Die Zeit nach einem Trauma, insbesondere im Bereich der Gefäßchirurgie, ist von entscheidender Bedeutung. Eine angemessene Behandlung, die sich auf Erholung und Rehabilitation konzentriert, ist von grundlegender Bedeutung, um dem Patienten eine optimale Heilung und eine allmähliche Rückkehr zu einem normalen Leben zu ermöglichen.

1. Akute Phase: Stabilisierung und Überwachung
Nach einem Trauma oder einer Notfall-Gefäßoperation wird
der Patient in der Regel auf die Intensivstation oder in die
postoperative Überwachungseinheit aufgenommen. In
dieser Phase geht es darum, seinen Zustand zu
stabilisieren, die Schmerzen zu behandeln, mögliche
Komplikationen zu überwachen und mit der ersten
Rehabilitationspflege zu beginnen.

2. Multidisziplinäre Bewertung :
Ein Team aus Gefäßchirurgen, Physiotherapeuten,
Ernährungswissenschaftlern, Psychologen und anderen
Spezialisten beurteilt die spezifischen Bedürfnisse des
Patienten, um einen individuellen Rehabilitationsplan zu
erstellen.

3. Frühzeitige Mobilisierung :
Je nach Art des Traumas kann die Förderung einer frühen
Mobilisierung Komplikationen wie Thrombosen verhindern
und eine schnellere Genesung begünstigen.

4. Wundversorgung :
Die angemessene Versorgung von Einschnitten oder
traumatischen Wunden ist entscheidend, um Infektionen zu
verhindern, eine optimale Wundheilung zu fördern und die
Narbenbildung zu minimieren.

5. Körperliche Rehabilitation :
Durch gezielte Übungen, die von einem Physiotherapeuten
beaufsichtigt werden, können Kraft, Mobilität und
Ausdauer wiederhergestellt werden. Dies ist besonders
relevant, wenn das Trauma die Fähigkeit des Patienten, zu
gehen oder bestimmte Körperteile zu benutzen,
beeinträchtigt hat.

6. Psychologische Unterstützung :
Ein Trauma kann emotionale Nachwirkungen hinterlassen.
Eine psychologische Betreuung kann dem Patienten
helfen, den Schock, die Angst oder den posttraumatischen
Stress zu verarbeiten.

7. Aufklärung des Patienten :
Es ist von entscheidender Bedeutung, den Patienten über

seinen Zustand, die häusliche Pflege, die Einnahme von Medikamenten und die Warnzeichen zu informieren. Dadurch wird er zum Akteur seiner eigenen Genesung.

8. Langfristige Nachsorge :
Regelmäßige Termine mit dem medizinischen Team ermöglichen es, den Fortschritt der Rehabilitation zu überwachen, die Behandlungen anzupassen und mögliche Komplikationen frühzeitig zu erkennen.

9. Soziale und berufliche Wiedereingliederung :
Je nach Schwere des Traumas kann die Rückkehr zu einem normalen Leben einige Zeit in Anspruch nehmen. Es können Hilfen wie Ergotherapie, Arbeitsplatzanpassungen oder Berufsausbildungen erforderlich sein.

Die posttraumatische Erholung und Rehabilitation sind komplexe Prozesse, die eine umfassende und multidisziplinäre Betreuung erfordern. Dank des medizinischen Fortschritts kann heute eine immer effizientere Behandlung angeboten werden, die darauf abzielt, dem Patienten seine volle Autonomie zurückzugeben und seine Lebensqualität zu verbessern.

Kapitel 23:
DIGITALE TOOLS UND ANWENDUNGEN FÜR KRANKENPFLEGER

Tracking-Software und Beurteilung des Patienten

In der modernen medizinischen Welt spielt die Technologie eine herausragende Rolle, insbesondere bei der Verwaltung von Patientenakten und deren Nachsorge. Der Einsatz von spezieller Software bietet medizinischem Fachpersonal eine effiziente und strukturierte Möglichkeit, die Entwicklung von Patienten zu verfolgen, ihre Bedürfnisse zu bewerten und eine optimale Versorgung zu gewährleisten.

1. Warum ist die Digitalisierung der Nachsorge entscheidend?
Die Digitalisierung hat es ermöglicht, Informationen zu zentralisieren, den Zugang zu ihnen zu erleichtern und die Fehleranfälligkeit zu verringern. Die oft umfangreichen Papierakten können verlegt werden oder unvollständig sein, während eine geeignete Software die Rückverfolgbarkeit und Aktualisierung der Patientendaten in Echtzeit gewährleistet.

2. Merkmale der Tracking-Software :
*   **Intuitive Schnittstelle:** ermöglicht eine schnelle Dateneingabe.
*   **Sicherer Zugriff:** Nur autorisierte Fachleute haben Zugang zu sensiblen Informationen.
*   **Interoperabilität: Die** Fähigkeit der Software, Daten mit anderen Systemen auszutauschen und so den Informationsaustausch zwischen verschiedenen Abteilungen oder Einrichtungen zu erleichtern.

- **Aktualisierung in Echtzeit:** Sobald eine neue Information hinzugefügt wird, ist sie sofort für das Pflegeteam zugänglich.
- **Warnfunktionen:** bei Anomalien oder dringendem Handlungsbedarf.

3. Vorteile für den Patienten :
Die Software ermöglicht eine personalisierte und angepasste Betreuung. Der Patient erhält eine bessere Betreuung und kann in manchen Fällen direkten Zugriff auf bestimmte Daten haben, was seine Einbindung in den Behandlungspfad fördert.

4. Vorteile für das Pflegepersonal :
- **Zeitersparnis:** Weniger Verwaltungsaufgaben.
- **Fundierte Entscheidungsfindung:** Schneller Zugriff auf die gesamte Krankengeschichte des Patienten.
- **Bessere Koordination: Erleichtert** die Kommunikation zwischen verschiedenen Mitgliedern des medizinischen Teams.

5. Entwicklung und Trends :
Mit dem Aufkommen von künstlicher Intelligenz und Telemedizin entwickeln sich die Softwareprogramme für die medizinische Überwachung ständig weiter. Sie können Funktionen zur prädiktiven Analyse, Diagnosehilfen oder Telekonsultationsmodule integrieren.

6. Ethische und regulatorische Herausforderungen :
Die Digitalisierung medizinischer Daten wirft ethische Fragen auf, insbesondere hinsichtlich der Vertraulichkeit und der Sicherheit. Softwarehersteller und Gesundheitseinrichtungen müssen strenge Standards einhalten, um den Schutz der Daten zu gewährleisten.

Software zur Überwachung und Bewertung von Patienten ist aus der medizinischen Landschaft nicht mehr wegzudenken. Sie fördern eine optimale Behandlung, die auf die spezifischen Bedürfnisse jedes einzelnen Patienten zugeschnitten ist, und erleichtern gleichzeitig die Arbeit der Behandlungsteams. Bei ihrer Verwendung muss jedoch besonders auf die Sicherheit und Vertraulichkeit der Daten geachtet werden.

Nutzung von verbundenen Objekten in der postoperativen Nachsorge

Das Aufkommen von vernetzten Gegenständen in der Medizin hat die Patientenversorgung revolutioniert, insbesondere bei der postoperativen Nachsorge. Diese Geräte bieten eine neue Dimension im Behandlungsverlauf und machen die Nachsorge zu Hause effizienter und persönlicher.

1. Das Zeitalter der vernetzten Objekte in der Medizin :
Vernetzte Objekte oder das Internet der Dinge (IoT) in der Medizin beziehen sich auf medizinische Geräte, die Gesundheitsdaten in Echtzeit sammeln, analysieren und übertragen können und so die Fernüberwachung von Patienten fördern.
2. Arten von Objekten, die in der postoperativen Nachsorge verwendet werden :

* **Verbundene Uhren und Armbänder:** Messen Parameter wie Herzschlag, Körpertemperatur und körperliche Aktivität.
* **Angeschlossene Waage:** zur Überwachung des Gewichts des Patienten, das insbesondere nach bestimmten Eingriffen wichtig ist.
* **Angeschlossenes Blutdruckmessgerät:** überwacht den Blutdruck und sendet bei Anomalien Warnmeldungen.
* **Patches und Hautgeräte:** können verschiedene Daten messen, von der Hautfeuchtigkeit bis hin zu Herzparametern.

3. Vorteile für den Patienten :
- **Echtzeitüberwachung:** Die Daten werden kontinuierlich übertragen, sodass bei Anomalien schnell eingegriffen werden kann.
- **Mehr Autonomie:** Die Patienten können ihre Genesung zu Hause verwalten, während sie mit ihrem medizinischen Team verbunden bleiben.
- **Motivation:** Die Visualisierung von Fortschritten kann ein starker Motivationsfaktor für den Patienten sein.

4. Vorteile für das Pflegepersonal :
- **Zugang zu genauen Daten:** Verbundene Gegenstände bieten regelmäßige und zuverlässige Messungen.
- **Optimierung der Nachsorge:** Die Fernüberwachung reduziert die Anzahl der Besuche nach der Operation und gewährleistet gleichzeitig eine qualitative Nachsorge.
- **Frühwarnungen:** Im Falle einer Komplikation kann das System **frühzeitig** alle Warnsignale erkennen.

5. Herausforderungen und Bedenken :
- **Sicherheit der Daten :** Da es immer mehr vernetzte Gegenstände gibt, muss die Sicherheit und Vertraulichkeit der Daten eine Priorität sein.
- **Zuverlässigkeit der Geräte:** Es ist entscheidend, dass die Geräte genaue Daten liefern, um die Sicherheit des Patienten zu gewährleisten.
- **Kosten:** Obwohl viele vernetzte Objekte erschwinglich sind, können einige eine erhebliche Investition darstellen.

6. Die Zukunft der vernetzten Objekte in der Gefäßchirurgie :

Mit der raschen Entwicklung der Technologie ist zu erwarten, dass es bald Gegenstände geben wird, die bestimmten Pathologien oder Eingriffen gewidmet sind und eine noch angemessenere und persönlichere Betreuung ermöglichen.

Vernetzte Objekte haben die Landschaft der postoperativen Nachsorge in der Gefäßchirurgie zweifellos verändert. Sie bieten spannende Möglichkeiten, die Qualität der Versorgung und die Zufriedenheit der Patienten zu verbessern. Wie bei jeder Innovation müssen sie jedoch mit Bedacht und unter Einhaltung der Regeln der Vertraulichkeit und der medizinischen Ethik eingesetzt werden.

Digitale Sicherheit und Vertraulichkeit der Daten

Im Zeitalter der digitalen Medizin sind die digitale Sicherheit und der Datenschutz für den medizinischen Sektor zu einer zentralen Herausforderung geworden. Technologische Fortschritte bringen zwar unzählige Vorteile, aber auch potenzielle Risiken mit sich, die es zu beherrschen gilt.

1. Digitalisierung in der Gefäßchirurgie :
Die Gefäßchirurgie befindet sich, wie andere medizinische Disziplinen auch, im digitalen Wandel. Elektronische Patientenakten, digitalisierte medizinische Bildgebung, Telemedizin und der Einsatz von vernetzten Objekten sind Beispiele für diesen Wandel.
2. Bedeutung der Vertraulichkeit :
Die Vertraulichkeit medizinischer Daten ist von grundlegender Bedeutung. Die Wahrung der ärztlichen Schweigepflicht ist ein Recht des Patienten, aber auch eine Verpflichtung für das Pflegepersonal.
3. Risiken und Bedrohungen :
- **Cyberangriffe:** Krankenhäuser und Kliniken können Ziel von Angriffen sein, die darauf abzielen, sensible Informationen zu stehlen, zu verändern oder unzugänglich zu machen.

- **Menschliche Fehler:** Unbeabsichtigtes Teilen, der Verlust eines Geräts mit Daten oder Konfigurationsfehler können die Vertraulichkeit von Informationen gefährden.
- **Malware:** Bestimmte Software kann in Systeme eindringen, um Daten zu stehlen oder zu beschädigen.

4. Schutzmaßnahmen :

- **Schulung des Personals:** Es ist von entscheidender Bedeutung, das medizinische und administrative Personal über bewährte Verfahren im Bereich der digitalen Sicherheit aufzuklären.
- **Strenge Protokolle: Führen Sie** Verfahren für den Datenzugriff, starke Passwörter und Zwei-Faktor-Verifikationssysteme ein.
- **Regelmäßige Updates:** Software und Systeme sollten regelmäßig aktualisiert werden, um Schwachstellen zu beheben.

5. Gesetzgebung und Standards :

In vielen Ländern schreibt die Gesetzgebung strenge Standards für den Schutz medizinischer Daten vor. Diese Gesetze zielen darauf ab, die Vertraulichkeit, Integrität und Verfügbarkeit der Informationen zu gewährleisten.

6. Geteilte Verantwortung :

Der Schutz medizinischer Daten ist eine gemeinsame Verantwortung von Gesundheitseinrichtungen, Technologieanbietern und den Patienten selbst. Jeder Akteur muss sich seiner Rolle und der Auswirkungen seines Handelns bewusst sein.

7. Die Zukunft der digitalen Sicherheit in der Gefäßchirurgie :

Mit dem Aufkommen von Technologien wie künstlicher Intelligenz und Machine Learning in der Medizin werden die Herausforderungen für die Sicherheit noch komplexer. Mit einem proaktiven und kollaborativen Ansatz kann die Branche jedoch weiterhin Innovationen hervorbringen und gleichzeitig die Rechte und die Sicherheit der Patienten schützen.

Während sich die medizinische Welt weiter in die digitale Welt integriert, wird die Frage der Datensicherheit und des Datenschutzes immer wichtiger werden. Für die Akteure im Bereich der Gefäßchirurgie wie auch für den gesamten medizinischen Sektor ist es zwingend erforderlich, dafür zu sorgen, dass ein sicheres Umfeld für alle geschaffen wird.

Kapitel 24:
SPEZIALISIERUNGEN
UND UNTERDISZIPLINEN
IN DER GEFÄßCHIRURGIE

Angiologie und Venenerkrankungen

Die Angiologie, die oft als die Wissenschaft von den Gefäßen bezeichnet wird, befasst sich insbesondere mit Arterien, Venen und Kapillaren. Während die Arterien die schwere Aufgabe haben, sauerstoffreiches Blut vom Herzen in den Rest des Körpers zu transportieren, führen die Venen sauerstoffarmes Blut zurück zum Herzen. Dieses System, so effizient es auch sein mag, ist jedoch nicht vor Fehlfunktionen gefeit. Hier erfahren Sie mehr über die wichtigsten Venenerkrankungen und ihre Auswirkungen.

1. Was ist Angiologie?
   * Definition und Handlungsfelder
   * Wechselbeziehung mit anderen medizinischen Disziplinen
   * Diagnostische und therapeutische Bedeutung
2. Aufbau und Funktion der Venen :
   * Anatomie der Venen: oberflächliche, tiefe und Perforansvenen
   * Die Rolle der Venenklappen
   * Der Prozess des venösen Rückflusses
3. Häufige Venenerkrankungen :
   * **Krampfadern (Varizen):** Eine dauerhafte Erweiterung einer Vene, die oft an der Hautoberfläche sichtbar ist.
   * **Tiefe Venenthrombose (DVT):** Bildung eines Blutgerinnsels in einer tiefen Vene, meist in den Beinen.
   * **Phlebitis:** Entzündung einer Vene, die oft mit der Bildung eines Blutgerinnsels einhergeht.

- **Veneninsuffizienz:** Unfähigkeit der Venen, einen effizienten Rückfluss des Blutes zum Herzen zu gewährleisten.

4. Risikofaktoren und Prävention :
   - Vererbung, Alter und Geschlecht
   - Sesshafter Lebensstil
   - Schwangerschaft und Hormone
   - Übergewicht und Fettleibigkeit
   - Vorbeugende Ratschläge: körperliche Aktivität, Beine hochlegen, ausgewogene Ernährung

5. Symptome und Diagnose :
   - Warnzeichen: Schwere Beine, Schwellungen, Schmerzen, Veränderung der Hautfarbe
   - Klinische Untersuchungen: Palpation, Doppler-Ultraschall, Phlebografie

6. Behandlungen und Interventionen :
   - Medikation: Blutverdünner, Entzündungshemmer, Venotonikum
   - Chirurgie: Stripping, Phlebektomie
   - Weniger invasive Techniken: Sklerotherapie, endovenöser Laser, Radiofrequenztherapie
   - Medizinische Kompression: Kompressionsstrümpfe und -verbände

7. Leben mit einer Venenerkrankung :
   - Auswirkungen auf die Lebensqualität
   - Umgang mit Symptomen im Alltag
   - Empfehlungen zur Vermeidung von Komplikationen

Venenerkrankungen sind zwar weit verbreitet, können aber erhebliche Auswirkungen auf die Gesundheit und die Lebensqualität der Patienten haben. Eine angemessene Behandlung, fundierte Kenntnisse der Angiologie und die Zusammenarbeit zwischen den Angehörigen der Gesundheitsberufe sind entscheidend, um eine wirksame Behandlung zu gewährleisten und den Betroffenen eine bessere Lebensqualität zu bieten.

Endovaskulär und Techniken minimal-invasiv

Bei einem Blick auf die Geschichte der Gefäßchirurgie ist es faszinierend zu sehen, wie sich die Technologie und die Techniken entwickelt haben. Von großen Schnitten und langen Genesungszeiten sind wir zu Verfahren übergegangen, bei denen der Patient oft noch am Tag des Eingriffs das Krankenhaus verlassen kann. Endovaskuläre und minimalinvasive Techniken sind ein perfektes Beispiel dafür. Sie bieten weniger traumatische Lösungen mit oftmals besseren Ergebnissen.

1. Was ist endovaskuläre Chirurgie?
   - Definition und Grundprinzipien
   - Entwicklung der chirurgischen Techniken
   - Vorteile gegenüber der traditionellen offenen Chirurgie
2. Minimalinvasive Techniken: eine kurze Einführung
   - Konzept der "minimal-invasiven" Behandlung
   - Wichtigste Techniken: Angioplastie, Stent, Ablation
   - Entwicklung von Medizinprodukten
3. Material und Vorbereitung :
   - Katheter, Führungsdrähte und Stents
   - Bildgebung: Die Bedeutung von Angiographie und Fluoroskopie
   - Vorbereitung des Patienten und der Operationsstelle
4. Häufige Eingriffe und ihre Indikationen :
   - **Angioplastie**: Erweiterung eines verengten oder verstopften Blutgefäßes
   - **Einsetzen eines Stents** : Vorrichtung zur Aufrechterhaltung der Öffnung eines Gefäßes
   - **Embolisation**: Gezielte Blockade eines Blutgefäßes
   - Radiofrequenz- oder Laserablation: Behandlung von Krampfadern
5. Vorteile und Nutzen :
   - Weniger postoperative Schmerzen

- Schnellere Genesung und kürzere Krankenhausaufenthalte
- Geringeres Risiko von Infektionen und Komplikationen
- Überlegene ästhetische Ergebnisse mit kleinen Einschnitten

6. Einschränkungen und Herausforderungen :
    - Nicht für alle Patienten oder Erkrankungen geeignet
    - Notwendigkeit einer speziellen Ausbildung und einer speziellen Ausrüstung
    - Umgang mit möglichen Komplikationen

7. Die Zukunft der minimalinvasiven Techniken :
    - Innovationen bei medizinischen Geräten und Materialien
    - Neu aufkommende Techniken: Robotik und computergestützte Navigation
    - Aus- und Weiterbildung: Vorbereitung auf die nächste Generation von Gefäßchirurgen

Die Entwicklung der endovaskulären Chirurgie und der minimalinvasiven Techniken ist ein hervorragendes Beispiel dafür, wie die medizinische Wissenschaft weiterhin Fortschritte macht, um den Patienten eine bessere, weniger invasive und effizientere Versorgung zu bieten. Auch wenn wir die immensen Vorteile anerkennen, ist es entscheidend, dass wir uns weiterbilden, anpassen und innovieren, um den zukünftigen Herausforderungen der Gefäßchirurgie gerecht zu werden.

Die Rolle des Krankenpflegers in der kardiovaskulären Chirurgie

Die komplexe und oft dringende Herz-Kreislauf-Chirurgie erfordert einen multidisziplinären Ansatz, bei dem jedes Mitglied des medizinischen Teams eine entscheidende Rolle spielt. Der Krankenpfleger, der als Dreh- und Angelpunkt in diesem Team fungiert, hat

Verantwortlichkeiten, die weit über die pflegerische Grundversorgung hinausgehen. Das Verständnis des Umfangs dieser Verantwortlichkeiten trägt dazu bei, die Bedeutung ihrer Rolle für den Erfolg kardiovaskulärer Interventionen aufzuwerten.

1. Präoperative Vorbereitung :
   - **Ersteinschätzung des Patienten:** Krankengeschichte, Voruntersuchungen, gängige Medikamente
   - **Patientenaufklärung:** Erklärungen zum Eingriff, zu den Risiken und zum Genesungsprozess.
   - **Koordination mit dem Team:** Gewährleistung einer reibungslosen Kommunikation zwischen Chirurgen, Anästhesisten und anderen Gesundheitsfachkräften.

2. Unterstützung während des Eingriffs :
   - **Patientenmonitoring:** Ständige Überwachung der Vitalzeichen, des Herzrhythmus und anderer wichtiger Parameter.
   - **Materialverwaltung:** Vorbereitung und Sterilisation von Instrumenten, Antizipation der Bedürfnisse des Chirurgen
   - **Unterstützung des Teams:** Kontinuierliche Kommunikation mit dem Team, um einen reibungslosen Einsatz zu gewährleisten.

3. Postoperative Betreuung :
   - **Kontinuierliche Überwachung:** Überwachung der Vitalzeichen, Früherkennung möglicher Komplikationen.
   - **Schmerzbehandlung:** Verabreichung von schmerzstillenden Medikamenten, Beurteilung ihrer Wirksamkeit und Anpassung der Dosis.
   - **Aufklärung und Unterstützung:** Dem Patienten helfen, seinen Zustand, die Folgen des Eingriffs, die Rehabilitation und den Nachsorgeplan zu verstehen.

4. Rehabilitation und Langzeitbetreuung :
- **Leitlinie:** Zusammenarbeit mit Physiotherapeuten und anderen Fachkräften bei der kardialen Rehabilitation des Patienten.
- **Regelmäßige Nachsorge:** Sicherstellung der medizinischen Nachsorge, Überwachung von medikamentösen Nebenwirkungen und Anpassung der Behandlung.

5. Emotionale und psychologische Rolle :
- **Emotionale Unterstützung:** Dem Patienten und seinen Angehörigen zuhören, psychologische Unterstützung in Zeiten von Stress und Ungewissheit anbieten.
- **Advocacy: Sich** für die Rechte des Patienten einsetzen und dafür sorgen, dass seine Anliegen gehört und berücksichtigt werden.

6. Weiterbildung und Spezialisierung :
- **Aktualisierung der Fähigkeiten:** Teilnahme an Schulungen und Konferenzen, um über die neuesten Entwicklungen in der Herz- und Gefäßchirurgie auf dem Laufenden zu bleiben.
- **Spezialisierung:** Einige Krankenpfleger können sich dafür entscheiden, sich auf bestimmte Bereiche zu spezialisieren, z. B. auf die kardiologische Intensivpflege oder die Kinderherzchirurgie.

Der Krankenpfleger in der Herz- und Gefäßchirurgie leistet nicht nur Pflege, sondern ist auch ein wichtiger Bestandteil des medizinischen Teams. Seine Rolle, die technische, emotionale, erzieherische und koordinierende Aspekte umfasst, ist für das Wohlbefinden des Patienten und den Erfolg der Eingriffe von entscheidender Bedeutung. In einer sich ständig verändernden medizinischen Welt ist der Krankenpfleger der Garant für eine ganzheitliche Betreuung, die Kompetenz, Mitgefühl und Hingabe vereint.

Kapitel 25:
PATIENTENSICHERHEIT UND MANAGEMENT MEDIZINISCHE FEHLER

Fehlervermeidung in der Gefäßchirurgie

Im chirurgischen Bereich, wo die Fehlermargen oft verschwindend gering sind, ist die Fehlerprävention von größter Bedeutung. In der Gefäßchirurgie ist diese Prävention angesichts der Komplexität der Eingriffe und der Anfälligkeit der beteiligten Gefäßsysteme von besonderer Bedeutung. Die Folgen eines Fehlers können schwerwiegend sein und von postoperativen Komplikationen bis hin zu dauerhaften oder gar tödlichen Folgen reichen.

1. Schulung und Ausbildung :
Der erste Schritt zur Vermeidung von Fehlern ist eine solide und kontinuierliche Ausbildung der Chirurgen und des gesamten medizinischen Personals. Dazu gehört das Erlernen von chirurgischen Techniken, das Vertrautmachen mit der Ausrüstung und die ständige Aktualisierung des Wissens.

2. Präoperative Planung :
Eine sorgfältige Planung ist entscheidend, um Fehler zu vermeiden. Dazu gehören die Durchsicht der Krankengeschichte des Patienten, radiologische Untersuchungen und die Besprechung der besten chirurgischen Strategien im Team.

3. Checklisten :
Inspiriert von der Luftfahrtindustrie haben sich Checklisten in der Chirurgie als wirksames Mittel zur Verringerung von Fehlern erwiesen. Vor Beginn einer Operation geht das

Team eine Checkliste durch und vergewissert sich, dass alle präoperativen Schritte eingehalten wurden.

4. Offene Kommunikation :
Eine reibungslose und transparente Kommunikation innerhalb des medizinischen Teams ist von grundlegender Bedeutung. Jedes Mitglied sollte sich frei fühlen, ein Problem zu melden, eine Frage zu stellen oder um Klärung zu bitten.

5. Fortschrittliche Technologien :
Der Einsatz moderner Technologien, wie roboterassistierte Chirurgie oder verbesserte Visualisierungssysteme, kann dazu beitragen, Fehler zu minimieren.

6. Morbi-Mortalitäts-Reviews :
Hierbei handelt es sich um regelmäßige Treffen, bei denen die medizinischen Teams komplexe Fälle, Komplikationen oder Fehler im Sinne der Weiterbildung und kontinuierlichen Verbesserung diskutieren.

7. Feedback von Patienten :
Das Feedback von Patienten und ihren Familien kann wertvolle Informationen zur Ermittlung von Verbesserungsbereichen liefern.

8. Einhaltung der Protokolle :
Protokolle und Leitlinien sind aus einem bestimmten Grund da. Sie basieren auf wissenschaftlichen Erkenntnissen und müssen strikt befolgt werden, um die Sicherheit der Patienten zu gewährleisten.

9. Training für Notfallsituationen :
Fehler treten mit größerer Wahrscheinlichkeit in stressigen Situationen auf. Schulungen für Notfallsituationen durch Simulationen oder spezielle Schulungen können dem Team helfen, besser auf solche Situationen zu reagieren.

Die Vermeidung von Fehlern in der Gefäßchirurgie ist ein kontinuierlicher Prozess, der die aktive Beteiligung jedes Mitglieds des medizinischen Teams erfordert. Nur durch eine Kombination aus Ausbildung, Kommunikation, Technologie und kritischem Denken kann die Sicherheit der

Patienten gewährleistet und der Pflegestandard konstant hoch gehalten werden.

Umgang und Kommunikation nach einem Fehler

Medizinische Fehler sind ein sensibles und schmerzhaftes Thema, sowohl für das Pflegepersonal als auch für die Patienten. In der Gefäßchirurgie steht noch mehr auf dem Spiel, da die Fehlerquote gering und die Folgen möglicherweise schwerwiegend sind. Die Zeit nach dem Fehler ist daher ein kritischer Moment, in dem Taktgefühl, Transparenz, aber auch Menschlichkeit von entscheidender Bedeutung sind.

1. Sofortiges Erkennen des Fehlers :
Der erste und oftmals schwierigste Schritt ist das Eingeständnis, dass ein Fehler aufgetreten ist. Dies erfordert Selbstreflexion, das Akzeptieren der menschlichen Fehlbarkeit und die Bereitschaft, den Fehler nicht zu ignorieren oder zu vertuschen.

2. Offene Kommunikation mit dem Patienten und seiner Familie :
Patienten haben ein Recht darauf, zu erfahren, was passiert ist. Die Diskussion sollte ehrlich, klar und von Mitgefühl geprägt sein. Vermeiden Sie medizinischen Fachjargon und seien Sie bereit, auf Fragen und Bedenken einzugehen.

3. Die unmittelbare Sicherheit des Patienten gewährleisten :
Vor allem ist es entscheidend, die Sicherheit des Patienten zu gewährleisten und alle notwendigen Maßnahmen zu ergreifen, um den Fehler zu beheben oder seine Auswirkungen zu minimieren.

4. Analyse des Fehlers :
Um zu verhindern, dass sich der Fehler wiederholt, ist es

entscheidend zu verstehen, wie und warum er passiert ist. Dies kann eine gründliche Analyse erfordern, an der das gesamte medizinische Team und manchmal auch ein externer Experte beteiligt sind.

5. Verantwortung und Wiedergutmachung :
Die Verantwortung für einen Fehler zu übernehmen ist entscheidend. Dazu kann eine aufrichtige Entschuldigung gehören, eine Entschädigung, wenn nötig, und vor allem die Garantie, dass Maßnahmen ergriffen werden, um eine Wiederholung zu verhindern.

6. Psychologische Unterstützung für das medizinische Personal :
Ein medizinischer Fehler kann für das Gesundheitspersonal traumatisch sein. Es ist von entscheidender Bedeutung, Unterstützung anzubieten, sei es in Form von Debriefing, Beratung oder psychologischer Betreuung.

7. Schulung und Prävention :
Nach einem Fehler ist es von entscheidender Bedeutung, in die Schulung und Aktualisierung der Fähigkeiten des Teams zu investieren. Dies kann auch eine Gelegenheit sein, bestehende Protokolle zu überprüfen und anzupassen.

8. Institutionelle Transparenz :
Gesundheitseinrichtungen haben eine Rolle bei der Förderung einer Kultur der Transparenz zu spielen. Dies kann durch Berichte über Vorfälle, Morbiditätsüberprüfungen oder Schulungsveranstaltungen geschehen.

9. Das Vertrauen wieder aufbauen :
Nach einem Fehler ist es ganz natürlich, dass das Vertrauen zwischen dem Patienten und dem medizinischen Team erschüttert ist. Es wieder aufzubauen, erfordert Zeit, Zuhören und ständige Kommunikation.

Der Umgang mit und die Kommunikation nach einem Fehler ist eine heikle Herausforderung, die die Integrität, Menschlichkeit und Professionalität des Pflegepersonals auf die Probe stellt. Durch die Betonung von Transparenz, Einfühlungsvermögen und Prävention ist es möglich, diese schmerzhaften Momente in Lern- und Wachstumsmöglichkeiten zu verwandeln.

Die Rückmeldungen für die kontinuierliche Verbesserung

In der dynamischen und komplexen Welt der Gefäßchirurgie ist jeder Patient, jeder Fall eine Fundgrube an wertvollen Informationen. Jede Situation, ob erfolgreich oder nicht, ist eine Gelegenheit zum Lernen. Erfahrungsberichte (REX) tauchen als eine mächtige Strategie auf, um diese Lehren zu konsolidieren, und ermöglichen es den medizinischen Teams, sich ständig zu verbessern.

1. REX verstehen :
Ein Erfahrungsbericht ist eine systematische Analyse eines Ereignisses, einer Situation oder eines Prozesses. Er zielt darauf ab, zu ermitteln, was gut funktioniert hat, was anders hätte gemacht werden können und welche Lehren daraus zu ziehen sind.

2. Die Quellen von REX :
Sie können sich aus verschiedenen Situationen ergeben: aus einem besonders komplexen Eingriff, einem unerwarteten Zwischenfall, der Einführung einer neuen Technologie oder Technik oder sogar aus einem einfachen täglichen Austausch mit einem Patienten.

3. Einrichtung eines REX-Systems :
- **Sammeln von Informationen:** Durch Interviews, postoperative Debriefings, Teamsitzungen oder sogar anonyme Umfragen.
- **Analyse und Interpretation:** Nach Trends suchen, Grundursachen erkennen und Verbesserungsbereiche aufzeigen.

- **Durchführung von Maßnahmen:** Dies kann von zusätzlichen Schulungen, über die Änderung bestimmter Protokolle bis hin zur Anschaffung neuer Geräte reichen.

4. Eine offene Kultur fördern :

Damit REX wirksam ist, muss eine Kultur gefördert werden, in der sich die Mitarbeiter sicher fühlen, ihre Meinungen, Bedenken und Fehler ohne Angst vor Konsequenzen mitzuteilen.

5. REX und die Weiterbildung :

Die aus REX gewonnenen Erkenntnisse können Weiterbildungsprogramme bereichern, indem sie sie relevanter und praxisgerechter machen.

6. Kommunikation der REX :

Es ist von entscheidender Bedeutung, die Ergebnisse von REX mit dem gesamten Team und manchmal auch darüber hinaus mit anderen Einrichtungen oder im Rahmen von Fachpublikationen zu teilen.

7. REX und Technologie :

Im Zuge der technologischen Entwicklung kann spezielle Software dabei helfen, Erfahrungsberichte effektiv zu sammeln, zu analysieren und weiterzugeben.

8. Die Grenzen von REX :

Obwohl REX mächtig sind, haben sie auch ihre Grenzen. Sie erfordern Zeit, Ressourcen und ein ständiges Engagement. Darüber hinaus können REX ohne eine angemessene Umsetzung von Korrekturmaßnahmen ihre Relevanz verlieren.

Feedbacks sind mehr als nur eine postfaktische Analyse. Sie verkörpern den Geist einer modernen, proaktiven und auf kontinuierliche Verbesserung ausgerichteten Medizin. Indem die Gefäßchirurgie aus jeder Erfahrung Kapital schlägt, kann sie nicht nur die Qualität der Versorgung verbessern, sondern auch das Vertrauen zwischen Behandlern und Patienten stärken.

Kapitel 26:
VERWALTUNG VON RESSOURCEN
UND BETRIEBLICHE EFFIZIENZ

Optimierung der Patientenströme und die Nutzung von Ressourcen

In Krankenhäusern, insbesondere in der Gefäßchirurgie, ist die Optimierung der Patientenströme und der Ressourcennutzung unerlässlich geworden. Angesichts steigender Anforderungen, knapper Budgets und technologischer Entwicklungen kann ein optimales Management nicht nur die Effizienz steigern, sondern auch die Qualität der Versorgung verbessern. Lassen Sie uns gemeinsam entschlüsseln, wie Sie sich durch diese komplexe Herausforderung navigieren können.

1. Analyse der aktuellen Patientenströme :
Zuallererst ist es von entscheidender Bedeutung, die aktuellen Abläufe zu verstehen. Dies geschieht durch eine genaue Analyse der Patientenwege von der Aufnahme bis zur Entlassung, wobei potenzielle Engpässe, Wartezeiten und Redundanzen identifiziert werden müssen.
2. Die Bedeutung der Triage :
Eine effektive Triage kann den Patientenfluss erheblich verbessern. In der Gefäßchirurgie bedeutet dies, den Schweregrad und die Komplexität der Fälle schnell zu erkennen, um die Patienten an die richtigen Ansprechpartner oder Verfahren weiterzuleiten.
3. Interdisziplinäre Koordination :
Die enge Zusammenarbeit zwischen Chirurgen, Krankenpflegern, Anästhesisten, Radiologen und anderen Spezialisten ist von entscheidender Bedeutung. Eine reibungslose Kommunikation hilft, Verzögerungen zu

vermeiden, die Aufenthaltsdauer zu verkürzen und die Gesamtbetreuung zu verbessern.

4. Optimale Verwaltung von Geräten und Operationssälen :

Die effiziente Nutzung von Operationssälen, bildgebenden Geräten und anderen Ressourcen kann den Patientenfluss stark beeinflussen. Dies erfordert eine sorgfältige Planung, vorbeugende Wartung und Flexibilität in Notfällen.

5. Schulung und Ausbildung :

Investitionen in die Weiterbildung des Personals sind von entscheidender Bedeutung. Ein gut ausgebildetes Team, das mit den neuesten Techniken und Protokollen vertraut ist, ist besser in der Lage, die Patienten effektiv zu betreuen und gleichzeitig die verfügbaren Ressourcen optimal zu nutzen.

6. Der Beitrag der Technologie :

Moderne Krankenhausinformationssysteme können dabei helfen, den Patientenfluss in Echtzeit zu verfolgen, den Ressourcenbedarf vorherzusehen und die Zeitpläne entsprechend anzupassen.

7. Feedback und kontinuierliche Verbesserung :

Wie bereits erwähnt, ist es entscheidend, aus jeder Situation zu lernen, um sich zu verbessern. Rückmeldungen von Patienten, Familien und Fachkräften bieten die Möglichkeit, die Prozesse anzupassen und zu verfeinern.

8. Sensibilisierung und Aufklärung der Patienten :

Ein gut informierter Patient, der die einzelnen Schritte auf seinem Weg versteht, ist eher bereit, mitzuarbeiten, wodurch Verzögerungen und unvorhergesehene Ereignisse verringert werden.

Die Optimierung des Patientenflusses und der Ressourcennutzung ist eine große, aber entscheidende Herausforderung, um den heutigen Herausforderungen in der Gefäßchirurgie gerecht zu werden. Durch einen ganzheitlichen, patientenzentrierten Ansatz bei gleichzeitiger Nutzung moderner Instrumente und Technologien ist es möglich, eine qualitativ hochwertige Versorgung zu bieten und gleichzeitig die verfügbaren Ressourcen effizient zu verwalten.

Techniken des Zeitmanagements und der Arbeitsbelastung

Das Management von Zeit und Arbeitsbelastung ist eine allgegenwärtige Herausforderung, insbesondere in anspruchsvollen Umgebungen wie dem medizinischen Bereich. Wenn man weiß, wie man effektiv durch diese Herausforderungen navigiert, kann man nicht nur die Produktivität steigern, sondern auch die psychische Gesundheit und das Wohlbefinden erhalten. Betrachten wir einige Schlüsseltechniken, um dies zu erreichen.

1. Priorisierung der Aufgaben :
Dies ist oft der erste Schritt. Stellen Sie fest, welche Aufgaben dringend sind, welche warten können und welche delegiert werden können. Die Verwendung der Eisenhower-Matrix, die die Aufgaben nach Dringlichkeit und Wichtigkeit ordnet, kann dabei hilfreich sein.

2. Planung :
Beginnen Sie jeden Tag oder jede Woche mit einer klar definierten Liste von Aufgaben. Nutzen Sie Hilfsmittel wie Terminplaner, digitale Kalender oder Apps zur Aufgabenverwaltung, um sich zu helfen.

3. Zeitblöcke:
Teilen Sie Ihren Tag in dedizierte Zeitblöcke ein. Reservieren Sie z. B. eine Stunde für die Beantwortung von E-Mails, dann eine weitere für Beratungen und so weiter. So gibt es weniger Unterbrechungen und Sie können sich jeweils voll und ganz auf eine Aufgabe konzentrieren.

4. Die 2-Minuten-Regel :
Wenn eine Aufgabe in weniger als zwei Minuten erledigt werden kann, erledigen Sie sie sofort. Das verhindert, dass

sich kleine Aufgaben anhäufen, die schnell überhand nehmen können.

5. Lernen, Nein zu sagen :
Es ist wichtig, seine Grenzen zu erkennen. Wenn Ihre Arbeitsbelastung bereits beträchtlich ist, ist es legitim, zusätzliche Aufgaben abzulehnen oder um Unterstützung zu bitten.

6. Delegieren:
Tappen Sie nicht in die Falle, alles selbst erledigen zu wollen. Identifizieren Sie Aufgaben, die delegiert werden können, und übertragen Sie sie an kompetente Kollegen oder Untergebene.

7. Machen Sie Pausen:
Es ist erwiesen, dass kurze, aber regelmäßige Pausen die Produktivität steigern und Stress abbauen können. Ob es sich dabei um einen schnellen Spaziergang, ein paar Minuten Meditation oder einfach nur das Weggehen von der Arbeitsstelle handelt, diese Pausen sind entscheidend.

8. Vermeiden Sie Multitasking :
Entgegen der landläufigen Meinung kann Multitasking die Effizienz verringern und die Fehlerquote erhöhen. Konzentrieren Sie sich jeweils auf eine Aufgabe, beenden Sie diese und gehen Sie dann zur nächsten über.

9. Minimieren Sie Ablenkungen:
Schalten Sie Ihr Telefon auf lautlos, schließen Sie unnötige Tabs auf Ihrem Computer und schaffen Sie eine Arbeitsumgebung, in der Sie konzentriert arbeiten können.

10. Kontinuierliche Weiterbildung :
Investieren Sie Zeit, um sich in neue Managementtechniken oder Werkzeuge einzuarbeiten, die Ihnen helfen können, effektiver zu arbeiten.

Das Zeit- und Arbeitsmanagement ist eine Kunst, die Übung, Anpassungsfähigkeit und Ausdauer erfordert. Mit einem strukturierten Ansatz und dem Bewusstsein für die eigenen Grenzen lässt sich ein gesundes Gleichgewicht zwischen beruflicher Effizienz und persönlichem Wohlbefinden erreichen.

Technologie als Instrument zur Steigerung der Effizienz

Über alle Zeitalter hinweg war die Technologie immer ein Katalysator für den Fortschritt. Im medizinischen Bereich ist sie zu einem unverzichtbaren Werkzeug geworden, um die Effizienz zu steigern, die Patientenversorgung zu verbessern und die Grenzen dessen, was die Medizin erreichen kann, zu erweitern.

1. Schnelle und genaue Diagnose :
Die Fortschritte in der medizinischen Bildgebung, insbesondere mit CT, MRT und Ultraschall, haben die Diagnose verändert. Diese Werkzeuge bieten einen klaren Blick auf das Innere des Körpers und ermöglichen die Erkennung von Krankheiten, die zuvor schwer zu erkennen waren.

2. Telemedizin :
Durch die Möglichkeit der Fernkonsultation, insbesondere in abgelegenen Gebieten oder bei Pandemien, ist die Gesundheitsversorgung leichter zugänglich geworden. Telemedizin reduziert auch die Kosten und die Reisezeit für die Patienten.

3. Simulationen und virtuelle Realität :
Mit diesen Instrumenten können Angehörige der Gesundheitsberufe die Durchführung von Verfahren ohne Risiko für den Patienten üben, wodurch die Kompetenz erhöht und Fehler verringert werden.

4. Verbundene Gegenstände :
Von intelligenten Uhren bis hin zu Überwachungsgeräten - diese Gadgets sammeln Daten in Echtzeit und bieten einen ständigen Einblick in die Gesundheit einer Person. Diese

Informationen können zur Anpassung von Behandlungen und zur Prävention genutzt werden.

5. Robotergestützte Chirurgie :

Systeme wie der Da Vinci ermöglichen es Chirurgen, Eingriffe mit größerer Präzision durchzuführen, wodurch Schnitte minimiert, die Genesungszeit verkürzt und die Erfolgsquote erhöht werden.

6. Künstliche Intelligenz :

KI wird eingesetzt, um große Datenmengen schnell zu analysieren, bei der Diagnose zu helfen, Epidemien vorherzusagen und sogar bei Behandlungsplänen zu beraten.

7. Plattformen für den Informationsaustausch :

Elektronische Systeme für Patientenakten erleichtern die Zusammenarbeit zwischen den Angehörigen der Gesundheitsberufe und stellen sicher, dass alle relevanten Informationen leicht zugänglich sind.

8. 3D-Druck :

Von der Herstellung personalisierter Prothesen bis zum Drucken organischer Gewebe bietet der 3D-Druck innovative Lösungen für medizinische Herausforderungen.

Die Technologie als Instrument der Effizienz hat die Medizin grundlegend verändert. Sie hat Türen geöffnet, die früher undenkbar waren, und die Lebensqualität und Lebenserwartung verbessert. Doch mit diesen Vorteilen kommen auch Herausforderungen, insbesondere in den Bereichen Ethik, Sicherheit und Ausbildung. Es ist von entscheidender Bedeutung, dass Gesundheitsfachkräfte mit diesen Fortschritten Schritt halten und gleichzeitig die überragende Bedeutung des menschlichen Aspekts in der Pflege im Auge behalten.

Kapitel 27:
DIE ZUKUNFT DER GEFÄßCHIRURGIE : SZENARIEN UND PROJEKTIONEN

Technologische Fortschritte am Horizont

Mit dem Fortschritt der Technologie entwickelt sich auch die Medizin mit beispielloser Geschwindigkeit weiter. Innovationen, die früher in den Bereich der Science-Fiction verbannt wurden, sind heute in greifbare Nähe gerückt. Hier ein Überblick über die technologischen Fortschritte, die die medizinische Landschaft von morgen prägen könnten.

1. Nanotechnologie :
Die Fähigkeit, Materialien auf molekularer Ebene zu manipulieren, öffnet neue Türen für die präzise Ausrichtung von Medikamenten, die Behandlung von Tumoren und sogar die Reparatur beschädigter Zellen.

2. 3D-Bio-Druck :
Über das Drucken von Prothesen hinaus könnte die Aussicht auf das Drucken funktionierender menschlicher Organe die Transplantation revolutionieren und dem Organmangel ein Ende setzen.

3. Gentherapien und CRISPR :
Die Fähigkeit, das menschliche Genom zu verändern, könnte ein breites Spektrum an genetischen Krankheiten nicht nur behandeln, sondern auch verhindern, wobei sie gleichzeitig wichtige ethische Debatten aufwirft.

4. Augmented Reality und Chirurgie :
Augmented-Reality-Brillen oder -Linsen könnten Chirurgen während der Operation Echtzeitinformationen liefern, die Genauigkeit verbessern und die Risiken verringern.

5. Fortgeschrittene künstliche Intelligenz :
Über die Diagnose hinaus könnte die KI eine Rolle bei der

Personalisierung von Behandlungsplänen, der Vorhersage von Epidemien und in bestimmten Szenarien sogar bei der direkten Verabreichung von Pflegeleistungen spielen.

6. Brain-Computer Interface (BCI) Systeme :
Die Fähigkeit, das Gehirn direkt mit Maschinen zu verbinden, könnte revolutionäre Lösungen für Gelähmte, Menschen mit neurologischen Störungen oder sogar zur Verbesserung der kognitiven Fähigkeiten bieten.

7. Fortgeschrittene Robotik :
KI-gestützte Roboter könnten eines Tages Operationen ohne menschliches Zutun durchführen, Patienten postoperativ betreuen oder ältere Menschen in ihren Wohnungen unterstützen.

8. Wearables der nächsten Generation :
Noch fortschrittlichere Wearables, die eine Vielzahl von Gesundheitsparametern kontinuierlich überwachen können, könnten medizinische Probleme vorhersagen, bevor sie überhaupt auftreten.

9. Personalisierte Behandlungen :
Durch die Kombination von Genomik und Metabolomik könnte die Medizin perfekt auf den Einzelnen zugeschnitten werden, die Wirksamkeit maximieren und die Nebenwirkungen minimieren.

10. Alternative Energien in der Medizin :
Die Erforschung von Methoden wie der Optogenetik, bei der Nervenzellen durch Licht gesteuert werden, eröffnet spannende Wege zur Behandlung von neurologischen Erkrankungen.

Diese Fortschritte sind zwar vielversprechend, werden aber auch eine Reihe von Herausforderungen mit sich bringen, insbesondere in den Bereichen Regulierung, Ethik und Sicherheit. Eines ist jedoch sicher: Die Zukunft der Medizin sieht hell aus, mit nahezu unbegrenzten Möglichkeiten, die Lebensqualität zu verbessern und die Lebenserwartung zu verlängern.

Demografische Herausforderungen und epidemiologische

In einer sich ständig verändernden Welt haben demografische und epidemiologische Herausforderungen einen tiefgreifenden Einfluss auf die Gesundheitssysteme und die Erbringung von Pflegeleistungen. Diese Herausforderungen prägen nicht nur die Art und Weise, wie Regierungen, Institutionen und Angehörige der Gesundheitsberufe interagieren, sondern auch, wie sie für die Zukunft planen.

1. Die Alterung der Bevölkerung :
Viele Teile der Welt, insbesondere die Industrieländer, sehen sich mit einem Anstieg der älteren Bevölkerung konfrontiert. Dies führt zu einer erhöhten Nachfrage nach chronischer Gesundheitsfürsorge, steigenden medizinischen Kosten und der Notwendigkeit, die Infrastruktur und Dienstleistungen an die Bedürfnisse älterer Menschen anzupassen.

2. Epidemiologischer Übergang :
Wir beobachten einen Übergang von Infektionskrankheiten zu nichtübertragbaren Krankheiten wie Herz-Kreislauf-Erkrankungen, Diabetes und Krebs. Dies erfordert einen Wandel in der Ausbildung von Gesundheitsfachkräften, der medizinischen Forschung und der Präventionspolitik.

3. Zunehmende Urbanisierung :
Die Migration in städtische Gebiete führt zu einer höheren Bevölkerungsdichte, was die Ausbreitung von Infektionskrankheiten erleichtern kann. Außerdem wird der städtische Lebensstil mit einer Zunahme von lebensstilbedingten Krankheiten wie Fettleibigkeit in Verbindung gebracht.

4. Resistenz gegen Antibiotika :
Die Übernutzung und der Missbrauch von Antibiotika haben zu einer Zunahme der Resistenz geführt, wodurch

einige ehemals behandelbare Krankheiten viel schwerer zu bekämpfen sind.

5. Ungleichheiten im Gesundheitsbereich :

Trotz des medizinischen Fortschritts bestehen weiterhin große Ungleichheiten im Gesundheitsbereich zwischen reichen und armen Ländern und sogar innerhalb der Länder selbst. Diese Ungleichheiten können durch sozioökonomische, kulturelle und politische Faktoren noch verschärft werden.

6. Migrationsbewegungen :

Migrationsströme, ob freiwillig oder erzwungen, können neue Krankheiten in Regionen einschleppen und die lokalen Gesundheitssysteme auf die Probe stellen.

7. Umweltveränderungen und Gesundheit :

Klimawandel, Entwaldung und Urbanisierung können das Risiko von Krankheitsausbrüchen wie Malaria, Dengue-Fieber und Zika erhöhen. Sie können auch indirekte Auswirkungen haben, wie z. B. Unterernährung aufgrund von Störungen der Nahrungsketten.

8. Neue Epidemien und Pandemien :

Die Bedrohung durch neu auftretende Krankheiten wie COVID-19 unterstreicht die Notwendigkeit einer weltweiten epidemiologischen Überwachung und der Vorbereitung auf Pandemien.

Angesichts dieser Herausforderungen sind eine globale Zusammenarbeit, langfristige Planung und Investitionen in Forschung und Entwicklung von entscheidender Bedeutung. Entscheidungsträger, Forscher und Gesundheitsfachkräfte müssen zusammenarbeiten, um diese Herausforderungen zu antizipieren, zu verstehen und darauf zu reagieren, um eine gesunde Zukunft für alle zu gewährleisten.

Vorausschauende Vision : den Krankenpfleger von morgen vorbereiten

In dem Maße, wie sich die medizinische Landschaft verändert, verändert sich auch die Rolle des Krankenpflegers und passt sich an, was technologische Fortschritte, neue Pflegemethoden und die sich verändernden Erwartungen der Patienten widerspiegelt. Um den Krankenpfleger von morgen effektiv vorzubereiten, ist es von entscheidender Bedeutung, diese Trends und zukünftigen Herausforderungen zu berücksichtigen.

1. Das Zeitalter der Digitalisierung :
Die zunehmende Einführung von Telemedizin, elektronischen Patientenakten und vernetzten Gegenständen wird Kompetenzen im Bereich der Gesundheitstechnologie erfordern. Der Krankenpfleger von morgen muss mit diesen Werkzeugen vertraut sein und sowohl eine effiziente Nutzung als auch die Sicherheit der Patientendaten gewährleisten.

2. Ganzheitlicher Ansatz in der Pflege :
Anstatt sich nur auf die Behandlung von Symptomen zu konzentrieren, muss der moderne Krankenpfleger einen ganzheitlicheren Ansatz verfolgen, der alle Bedürfnisse des Patienten - körperliche, emotionale, soziale und geistige - berücksichtigt.

3. Kontinuierliches Lernen :
Angesichts der ständigen Weiterentwicklung von medizinischen Protokollen, Medikamenten und Technologien wird kontinuierliches Lernen von entscheidender Bedeutung sein. Die Fähigkeit, schnell zu lernen und sich anzupassen, wird zu einer Schlüsselkompetenz werden.

4. Stärkere Spezialisierung :
Wie Ärzte könnten sich auch Krankenpfleger stärker

spezialisieren und Expertenpflege in Bereichen wie Gefäßchirurgie, Onkologie oder Pädiatrie anbieten.

5. Eine autonomere Rolle :

In vielen Regionen, insbesondere angesichts eines Ärztemangels, können Krankenpfleger mehr Verantwortung übernehmen, wie z. B. die Verschreibung von Medikamenten oder die Durchführung bestimmter Verfahren.

6. Interdisziplinäre Zusammenarbeit :

Der Krankenpfleger der Zukunft wird noch enger mit einem vielfältigen Team aus Gesundheitsfachkräften, Sozialarbeitern und sogar Ingenieuren oder Designern zusammenarbeiten, um eine innovative und integrierte Versorgung zu ermöglichen.

7. Ethik und Humanismus :

Mit dem Aufkommen von Technologien wie der Genomik oder der künstlichen Intelligenz in der Medizin werden Krankenpfleger durch komplexe ethische Gewässer navigieren müssen, wobei die Bedürfnisse und Rechte der Patienten stets im Mittelpunkt stehen müssen.

8. Vorbereitung auf Krisen :

Die jüngsten Pandemien haben die entscheidende Rolle der Krankenpfleger an der Frontlinie deutlich gemacht. Eine solide Ausbildung in Krisenmanagement, Traumapsychologie und Notfallpflege wird von grundlegender Bedeutung sein.

Der Krankenpfleger von morgen wird technologisch versiert, spezialisiert und autonom sein, aber dennoch tief in den humanistischen und ethischen Werten des Berufsstandes verwurzelt bleiben. Um sicherzustellen, dass die Krankenpfleger auf diese Herausforderungen vorbereitet sind, müssen Bildungseinrichtungen, Regulierungsbehörden und Krankenhäuser diese Entwicklungen vorwegnehmen und entsprechende Schulungen und Unterstützung anbieten.

Kapitel 28:
BERUFLICHE ENTWICKLUNG

Weiterbildung und Spezialisierung

In der sich ständig verändernden Welt der Medizin sind ständige Weiterbildung und Spezialisierung nicht nur wünschenswert, sondern werden zu einer zwingenden Notwendigkeit. Mit dem Aufkommen neuer Technologien, der ständigen Vertiefung des Wissens und den sich ändernden Bedürfnissen der Patienten stehen Angehörige der Gesundheitsberufe, darunter auch Krankenpfleger, unter dem ständigen Druck, in ihrem Bereich an der Spitze zu bleiben.

Die Weiterbildung ermöglicht es Krankenpflegern, sich über die neuesten Entwicklungen in der Pflege auf dem Laufenden zu halten, neue Fähigkeiten zu erwerben und die hohen Standards des Berufs zu erfüllen. Sie spielt nicht nur eine Schlüsselrolle bei der Verbesserung der klinischen Kompetenz, sondern auch bei der Stärkung des Patientenvertrauens und der Berufszufriedenheit. Nur durch die ständige Aktualisierung ihres Wissens können Krankenpfleger eine qualitativ hochwertige, evidenzbasierte Pflege und bewährte Verfahren anbieten.

Neben der Weiterbildung ist die Spezialisierung für viele Krankenpfleger zu einem immer häufiger beschrittenen Weg geworden. Ob Gefäßchirurgie, Onkologie, Intensivpflege oder psychische Gesundheit - eine Spezialisierung ermöglicht es Krankenpflegern, ihre Kenntnisse in einem bestimmten Bereich zu vertiefen. Dieses vertiefte Fachwissen führt zu einer besseren Versorgung der Patienten und oft auch zu einer höheren beruflichen Anerkennung.

Eine Spezialisierung bietet nicht nur Vorteile in Bezug auf die Fähigkeiten. Sie bietet auch die Möglichkeit, eng mit anderen Spezialisten zusammenzuarbeiten, Zugang zu Spitzentechnologien zu erhalten und an innovativen Forschungsarbeiten in bestimmten Bereichen teilzunehmen. Darüber hinaus kann sie die Tür zu Führungs-, Ausbildungs- oder Beratungsrollen öffnen.

Aber auch Weiterbildung und Spezialisierung sind nicht frei von Herausforderungen. Die Fortsetzung der Ausbildung erfordert Zeit, finanzielle Ressourcen und persönliches Engagement. Es ist eine Investition in sich selbst. Doch die Vorteile in Bezug auf eine bessere Patientenversorgung, persönliche Zufriedenheit und Karrierefortschritt sind unbezahlbar.

Weiterbildung und Spezialisierung sind wesentliche Schritte für alle Angehörigen der Gesundheitsberufe, die ihren Patienten das Beste bieten und sich beruflich weiterentwickeln möchten. In einer Welt, in der der Wandel die einzige Konstante ist, ist das Anpassen und Weiterentwickeln der Weg, um relevant und effektiv zu bleiben.

Interdisziplinäre Zusammenarbeit

Die Welt der Medizin ist ein komplexes Geflecht aus Wissen, Fähigkeiten und Expertisen. Jeder medizinische Zweig hat seine Eigenheiten, seine Spezialisten und seine Methoden. In der weiten Welt der Medizin ist es jedoch unerlässlich geworden, dass diese verschiedenen Zweige zusammenarbeiten, sich austauschen und gemeinsam zum Wohle des Patienten tätig sein können. In diesem Zusammenhang macht eine interdisziplinäre Zusammenarbeit Sinn.

Bei der interdisziplinären Zusammenarbeit handelt es sich um einen integrierten Ansatz, bei dem sich verschiedene Gesundheitsfachkräfte aus unterschiedlichen Disziplinen um einen Patienten oder einen klinischen Fall gruppieren, um eine ganzheitliche Betreuung zu bieten. Im Rahmen der Gefäßchirurgie könnte ein Patient beispielsweise die Hilfe eines Gefäßchirurgen, eines Kardiologen, eines Radiologen und natürlich eines spezialisierten Krankenpflegers benötigen, um nur einige zu nennen.

Diese Zusammenarbeit ist umso wichtiger, da Gefäßerkrankungen oft multifaktoriell bedingt sind. Bei einem Diabetespatienten beispielsweise können Nieren-, Herz- und Gefäßkomplikationen auftreten. In diesem Fall ermöglicht die Teamarbeit, die verschiedene Spezialisten zusammenbringt, die Entwicklung und Umsetzung eines individuellen, effizienten und der Komplexität des Falles angepassten Behandlungsplans.

Doch über die klinische Versorgung hinaus haben diese Kooperationen auch erhebliche Auswirkungen auf die Ausbildung und Forschung. Der Austausch zwischen Fachkräften verschiedener Disziplinen fördert den Wissensaustausch, die Entstehung neuer Ideen und die Infragestellung bestehender Praktiken. Diese Synergie ist der Nährboden für medizinische Innovationen und Entdeckungen, die die Medizin von morgen prägen.

Die interdisziplinäre Zusammenarbeit ist jedoch nicht ohne Herausforderungen. Sie erfordert eine offene Kommunikation, gegenseitiges Vertrauen und die Bereitschaft, zu teilen und zu lernen. Jede Fachkraft muss den Wert und das Fachwissen der anderen Teammitglieder anerkennen und bereit sein, zum Wohle des Patienten Egoismen zurückzustellen.

Für den Krankenpfleger ist diese Zusammenarbeit auch eine unschätzbare Gelegenheit, zu lernen und sich beruflich weiterzuentwickeln. Sie ermöglicht ihm, die verschiedenen Facetten eines klinischen Falls besser zu verstehen, seine Fähigkeiten zu verfeinern und seinen Wissensschatz zu erweitern.

Interdisziplinäre Zusammenarbeit ist ein wesentlicher Pfeiler der modernen Medizin. Sie symbolisieren eine Medizin, die die Komplexität des menschlichen Körpers und die Notwendigkeit eines integrierten Ansatzes zur Bewältigung der heutigen medizinischen Herausforderungen anerkennt. Für die Patienten bedeutet dies eine Garantie für eine umfassende und qualitativ hochwertige Behandlung, bei der jeder Aspekt ihrer Gesundheit berücksichtigt wird. Für die Angehörigen der Gesundheitsberufe ist es eine Einladung, zu wachsen, zu lernen und gemeinsam die Medizin von morgen zu gestalten.

Forschung und akademische Beiträge

Die Medizin ist in ihrem ständigen Streben nach Verbesserung untrennbar mit der akademischen Forschung verbunden. Die akademische Forschung ist das Fundament, auf dem neue Entdeckungen, technologische Innovationen und therapeutische Fortschritte aufgebaut werden. In der Gefäßchirurgie spielen Forschung und akademische Beiträge, wie in vielen anderen medizinischen Disziplinen, eine zentrale Rolle.

Die Forschung in der Gefäßchirurgie umfasst eine Vielzahl von Bereichen, vom molekularen Verständnis von Gefäßerkrankungen bis hin zur Entwicklung neuer chirurgischer Techniken. Jede Studie, jeder veröffentlichte Artikel und jede klinische Studie trägt dazu bei, das Verständnis des Fachgebiets zu erweitern und die Behandlungsmethoden zu verfeinern.

Die akademischen Beiträge in diesem Bereich sind zahlreich und vielfältig. Sie können sich auf die Erforschung neuer Gefäßprothesen, die Entwicklung präziserer Bildgebungsverfahren, die Entwicklung weniger invasiver Operationsprotokolle oder die Entdeckung therapeutischer Moleküle zur Verhinderung der Thrombusbildung beziehen.

Der Krankenpfleger steht zwar an vorderster Front der klinischen Versorgung, spielt aber auch eine Rolle in dieser Forschung. Ihre praktische Erfahrung, ihr direkter Kontakt mit den Patienten und ihre tägliche Beobachtung der postoperativen Ergebnisse machen sie zu einer wertvollen Informationsquelle. Immer häufiger beteiligen sich Krankenpfleger an Forschungsprojekten, teilen ihre Beobachtungen mit, nehmen an klinischen Studien teil oder initiieren sogar eigene Forschungen.

Akademische Beiträge beschränken sich nicht nur auf Labore oder Operationssäle. Medizinische Konferenzen, Seminare, Workshops und Publikationen ermöglichen es der medizinischen Gemeinschaft, auf dem neuesten Stand des Wissens zu bleiben, sich über bewährte Verfahren auszutauschen und die neuesten Innovationen zu diskutieren. Diese Plattformen sind entscheidend für die Gewährleistung einer evidenzbasierten Medizin, in der jede Intervention, jede Entscheidung durch solide wissenschaftliche Daten gestützt wird.

Forschung und akademische Beiträge sind der Motor für die medizinische Entwicklung. In einer Welt, in der sich Krankheiten weiterentwickeln, die Patienten immer informierter und anspruchsvoller werden und die Technologie in rasantem Tempo voranschreitet, ist es zwingend erforderlich, dass sich die Gefäßchirurgie, wie alle medizinischen Disziplinen, immer wieder erneuert, hinterfragt und weiterentwickelt. Es ist dieses Streben nach Wissen, der Wille, die Versorgung ständig zu verbessern, der den Patienten von heute und morgen eine qualitativ hochwertige, effiziente und humane Medizin garantiert.

Schlussfolgerung:
DIE ZUKUNFT DER GEFÄßCHIRURGIE UND DIE ROLLE DES KRANKENPFLEGERS

Technologische Fortschritte und Innovationen

Jahrhunderts hat die Gefäßchirurgie einen beispiellosen technologischen Fortschritt erlebt, der die Grenzen des Machbaren erweitert und die Patientenversorgung revolutioniert hat. Diese Innovationen haben in Verbindung mit einem besseren Verständnis der Gefäßerkrankungen den Weg für präzisere, weniger invasive Eingriffe mit höheren Erfolgsquoten geebnet.

Eine der wichtigsten Innovationen in diesem Bereich ist das Aufkommen der endovaskulären Chirurgie. Im Gegensatz zur herkömmlichen offenen Chirurgie werden bei dieser Technik kleine Katheter in die Blutgefäße eingeführt, sodass der Chirurg ohne große Schnitte operieren kann. Dadurch profitieren die Patienten von kürzeren Genesungszeiten, geringeren postoperativen Risiken und minimalen Narben.

Die medizinische Bildgebung mit Technologien wie der Angio-MRT oder der Computertomographie-Angiographie (Angio-CT) bietet mittlerweile hochauflösende Visualisierungen von Blutgefäßen. Diese Techniken ermöglichen nicht nur die genaue Erkennung und Diagnose von Gefäßanomalien, sondern auch die Steuerung endovaskulärer Eingriffe in Echtzeit.

Fortschritte bei den biomedizinischen Materialien haben ebenfalls eine entscheidende Rolle gespielt. Die Stents, also die Gefäßstützen, wurden optimiert, um flexibler, haltbarer und biokompatibler zu sein. Neue antithrombotische Materialien verringern das Risiko der Gerinnselbildung, während Drug-Eluting-Stents langsam Medikamente freisetzen, um Restenose zu verhindern.

Die chirurgische Robotik steckt in der Gefäßchirurgie zwar noch in den Kinderschuhen, verspricht aber noch präzisere und standardisierte Eingriffe. Gesteuert von künstlicher Intelligenz und fortschrittlichen Bildverarbeitungssystemen können Operationsroboter schwer zugängliche Bereiche erreichen und Bewegungen mit bisher unerreichter Präzision ausführen.

Die Telemedizin, die durch die zunehmende Digitalisierung des Gesundheitswesens verstärkt wird, bietet einen weiteren bemerkenswerten Fortschritt. Sie ermöglicht die Fernüberwachung von Patienten, vor allem in abgelegenen Regionen, und gewährleistet so eine kontinuierliche postoperative Versorgung und ein schnelles Eingreifen bei Auffälligkeiten.

Schließlich könnte die zunehmende Einführung von Systemen mit digitalen Zwillingen, die eine digitale Nachbildung der Gefäßsysteme von Patienten erstellen, Chirurgen eine Simulationsplattform bieten, um komplexe Eingriffe zu planen und durchzuführen.

Diese Innovationen, die das Ergebnis einer Kombination aus klinischer Forschung, biomedizinischer Technik und modernster Technologie sind, verdeutlichen die rasante Entwicklung der Gefäßchirurgie. Mit diesen Fortschritten sieht die Zukunft des Fachgebiets rosig aus und bietet die Hoffnung auf noch effektivere und sicherere Behandlungen für Patienten auf der ganzen Welt.

Entwicklung der Rolle des Krankenpflegers in einer sich verändernden medizinischen Welt

Die Welt der Medizin befindet sich in einem ständigen Wandel, der durch technologische Fortschritte, wissenschaftliche Entdeckungen und sozioökonomische und demografische Herausforderungen vorangetrieben wird. Im Zentrum dieser Dynamik steht die Rolle des Krankenpflegers, der traditionell als unterstützender Akteur gesehen wird.

Historisch gesehen wurde der Krankenpfleger oft als rechte Hand des Arztes gesehen, eine Rolle, die sich auf die Pflege, das Zuhören und das Wohlbefinden des Patienten konzentrierte. Mit der zunehmenden Komplexität der Pflege, der Notwendigkeit einer multidisziplinären Patientenbetreuung und den gesetzlichen Entwicklungen ist der Krankenpfleger heute jedoch ein zentrales Glied in der medizinischen Versorgung.

Die Ausweitung der fortgeschrittenen Praxis des Krankenpflegers ist ein markantes Beispiel dafür. In vielen Ländern können praktizierende Krankenpfleger nun selbstständig Diagnosen stellen, Medikamente verschreiben und medizinische Fälle verwalten. Diese Entwicklung zeugt nicht nur von der Anerkennung der Kompetenzen der Krankenpfleger, sondern entspricht auch dem Bedürfnis, die Patientenversorgung zu optimieren, insbesondere in Regionen mit unterversorgten Ärzten.

Die Digitalisierung der Pflege ist ein weiterer Treiber des Wandels. Der moderne Krankenpfleger muss sich in einem Umfeld bewegen, in dem Telemedizin, elektronische Patientenakten und vernetzte Gegenstände allgegenwärtig sind. Dies erfordert eine ständige Weiterbildung und Anpassungsfähigkeit an neue Technologien, bietet aber im

Gegenzug die Möglichkeit, Patienten genauer und persönlicher zu betreuen.

Der Umgang mit Chronizität und die Zunahme chronischer Krankheiten hat auch die Rolle des Krankenpflegers neu überdacht. Statt sich nur auf die Akutversorgung zu konzentrieren, spielt der Krankenpfleger eine führende Rolle bei der Langzeitbetreuung, der Therapieerziehung und der Prävention.

Die demografischen Herausforderungen, insbesondere die Alterung der Bevölkerung, verstärken die Notwendigkeit einer ganzheitlichen Pflege, bei der der Krankenpfleger über die medizinische Versorgung hinaus auch die psychosoziale Dimension, das geistige Wohlbefinden und die Erhaltung der Autonomie berücksichtigt.

Angesichts der zunehmenden Komplexität der Behandlungspfade wird der Krankenpfleger zu einem wichtigen Koordinator, der die Kommunikation zwischen Fachärzten, paramedizinischen Fachkräften und Patienten erleichtert und so die Kontinuität der Pflege und eine optimierte Betreuung gewährleistet.

Diese Entwicklungen gehen mit einer Bereicherung der Krankenpflegerausbildung, einer größeren Anerkennung ihrer Fachkenntnisse und einer größeren Autonomie in ihrer Praxis einher.

Der Krankenpfleger von heute steht an der Schnittstelle zwischen medizinischen, technologischen und sozialen Herausforderungen. In einer sich ständig verändernden medizinischen Welt verkörpert er mehr denn je eine zentrale Figur, die vielseitig und für das Wohlbefinden der Patienten unerlässlich ist.

Tipps für angehende Krankenpfleger in der Gefäßchirurgie

Die Gefäßchirurgie ist ein spannendes, aber auch anspruchsvolles Gebiet der Medizin. Für diejenigen, die einen Beruf als Krankenpfleger in diesem Bereich anstreben, gibt es hier einige Tipps für einen guten Start und hervorragende Leistungen in diesem Fachgebiet :

* **Solide Ausbildung**: Achten Sie auf eine qualitativ hochwertige Ausbildung, die Sie idealerweise an einer anerkannten Einrichtung absolvieren. Ziehen Sie neben der allgemeinen Krankenpflegerausbildung auch Spezialkurse für Gefäßchirurgie in Betracht.
* **Praktische Erfahrung**: Versuchen Sie, Praktika oder Juniorstellen in Abteilungen für Gefäßchirurgie zu bekommen. Praxiserfahrung ist von unschätzbarem Wert, um die Nuancen dieses Fachgebiets zu verstehen.
* **Bleiben Sie auf dem Laufenden**: Die Medizin entwickelt sich schnell weiter. Nehmen Sie an Seminaren, Workshops und Konferenzen teil. Abonnieren Sie Fachzeitschriften, um über die neuesten Entwicklungen auf dem Laufenden zu bleiben.
* **Berufliches Netzwerk**: Verbinden Sie sich mit erfahrenen Fachleuten in Ihrem Bereich. Diese können Ihnen Tipps, Empfehlungen und vielleicht sogar berufliche Chancen bieten.
* **Zwischenmenschliche Fähigkeiten**: In der Gefäßchirurgie werden Sie mit Patienten, Chirurgen, Anästhesisten und anderen Mitgliedern des medizinischen Teams zusammenarbeiten. Gute Kommunikationsfähigkeiten sind entscheidend, um eine qualitativ hochwertige Versorgung zu gewährleisten.
* **Stressbewältigung**: Die Arbeit in der Gefäßchirurgie kann stressig sein, da es häufig zu Notfallsituationen

kommt. Lernen Sie, wie Sie mit Stress umgehen können, sei es durch Entspannungstechniken, Meditation oder andere Methoden.

- **Kontinuität der Versorgung**: Die Gefäßchirurgie endet nicht im Operationssaal. Vergewissern Sie sich, dass Sie die Bedeutung der postoperativen Nachsorge verstehen, und achten Sie auf die Bedürfnisse Ihrer Patienten nach dem Eingriff.
- **Berufsethik**: Halten Sie sich stets an den Ethikkodex für Krankenpfleger. Integrität, Vertraulichkeit und Engagement für die Patienten stehen an erster Stelle.
- **Spezialisierung**: Erwägen Sie, Ihre Fähigkeiten mit einer zusätzlichen Spezialisierung oder Zertifizierung zu vertiefen, z. B. vaskulärer Ultraschall oder Intensivpflege in der Gefäßchirurgie.
- **Leidenschaft und Hingabe**: Wie bei jedem medizinischen Beruf kann es einen großen Unterschied machen, wenn Sie eine echte Leidenschaft für das haben, was Sie tun. Hingabe an Ihren Beruf und an Ihre Patienten wird Ihnen helfen, Herausforderungen zu meistern und Zufriedenheit in Ihrer Arbeit zu finden.

Als Krankenpfleger in die Gefäßchirurgie einzusteigen, ist eine große Verpflichtung, aber mit Entschlossenheit, einer angemessenen Ausbildung und dem echten Wunsch, anderen zu helfen, kann dies eine äußerst lohnende Karriere sein.

www.ingramcontent.com/pod-product-compliance
Lightning Source LLC
Chambersburg PA
CBHW072156290526
45794CB00004B/1529